国家卫生健康委员会"十三五"规划教材
全国中医住院医师规范化培训教材

中医内科学·呼吸分册

主　审　刘清泉

主　编　王玉光　史锁芳

副主编（以姓氏笔画为序）
　　　　王　琦　王燕青　付　义　杨广源　张惠勇

编　委（以姓氏笔画为序）
　　　　马家驹（首都医科大学附属北京中医医院）　　李　磊（江苏省中医院）
　　　　王　琦（北京中医药大学东方医院）　　　　杨广源（内蒙古自治区中医医院）
　　　　王玉光（首都医科大学附属北京中医医院）　张念志（安徽中医药大学第一附属医院）
　　　　王燕青（青岛市中医医院）　　　　　　　　张惠勇（上海中医药大学附属龙华医院）
　　　　史锁芳（江苏省中医院）　　　　　　　　　陈　生（深圳市中医院）
　　　　仕　丽（长春中医药大学附属医院）　　　　武　蕾（河北省中医院）
　　　　付　义（昆明市中医医院）　　　　　　　　敖素华（西南医科大学附属中医医院）
　　　　李　杰（北京中医药大学东直门医院）　　　焦以庆（首都医科大学附属北京中医医院）

秘　书　马家驹（兼）
　　　　李　磊（兼）

人民卫生出版社
·北　京·

图书在版编目（CIP）数据

中医内科学.呼吸分册/王玉光，史锁芳主编.—
北京：人民卫生出版社，2020.9
ISBN 978-7-117-30396-5

Ⅰ.①中… Ⅱ.①王…②史… Ⅲ.①中医内科学②
呼吸系统疾病－中医治疗学 Ⅳ.①R25②R259.6

中国版本图书馆 CIP 数据核字（2020）第 163610 号

人卫智网	www.ipmph.com	医学教育、学术、考试、健康，购书智慧智能综合服务平台
人卫官网	www.pmph.com	人卫官方资讯发布平台

中医内科学·呼吸分册

Zhongyi Neikexue•Huxi Fence

主　　编：王玉光　史锁芳
出版发行：人民卫生出版社（中继线 010-59780011）
地　　址：北京市朝阳区潘家园南里 19 号
邮　　编：100021
E - mail：pmph @ pmph.com
购书热线：010-59787592　010-59787584　010-65264830
印　　刷：保定市中画美凯印刷有限公司
经　　销：新华书店
开　　本：787 × 1092　1/16　印张：13　插页：1
字　　数：292 千字
版　　次：2020 年 9 月第 1 版
印　　次：2020 年 11 月第 1 次印刷
标准书号：ISBN 978-7-117-30396-5
定　　价：60.00 元

打击盗版举报电话：010-59787491　E-mail：WQ @ pmph.com
质量问题联系电话：010-59787234　E-mail：zhiliang @ pmph.com

数字增值服务编委会

修 订 说 明

为适应中医住院医师规范化培训快速发展和教材建设的需要,进一步贯彻落实《国务院关于建立全科医生制度的指导意见》《医药卫生中长期人才发展规划(2011—2020年)》和《国家卫生计生委等7部门关于建立住院医师规范化培训制度的指导意见》,按照《国务院关于扶持和促进中医药事业发展的若干意见》要求,规范中医住院医师规范化培训工作,培养合格的中医临床医师队伍,经过对首版教材使用情况的深入调研和充分论证,人民卫生出版社全面启动全国中医住院医师规范化培训第二轮规划教材(国家卫生健康委员会"十三五"规划教材)的修订编写工作。

为做好本套教材的出版工作,人民卫生出版社根据新时代国家对医疗卫生人才培养的要求,成立国家卫生健康委员会第二届全国中医住院医师规范化培训教材评审委员会,以指导和组织教材的修订编写和评审工作,确保教材质量;教材主编、副主编和编委的遴选按照公开、公平、公正的原则,在全国60余家医疗机构近1 000位专家和学者申报的基础上,经教材评审委员会审定批准,有500余位专家被聘任为主审、主编、副主编、编委。

本套教材始终贯彻"早临床、多临床、反复临床",处理好"与院校教育、专科医生培训、执业医师资格考试"的对接,实现了"基本理论转变为临床思维、基本知识转变为临床路径、基本技能转变为解决问题的能力"的转变,注重培养医学生解决问题、科研、传承和创新能力,造就医学生"职业素质、道德素质、人文素质",帮助医学生树立"医病、医身、医心"的理念,以适应"医学生"向"临床医生"的顺利转变。

根据该指导思想,本套教材在上版教材的基础上,汲取成果,改进不足,针对目前中医住院医师规范化培训教学工作实际需要,进一步更新知识,创新编写模式,将近几年中医住院医师规范化培训工作的成果充分融入,同时注重中医药特色优势,体现中医思维能力和临床技能的培养,体现医考结合,体现中医药新进展、新方法、新趋势等,并进一步精简教材内容,增加数字资源内容,使教材具有更好的思想性、实用性、新颖性。

本套教材具有以下特色:

1. **定位准确,科学规划** 本套教材共25种。在充分调研全国近200家医疗机构及规范化培训基地的基础上,先后召开多次会议深入调研首版教材的使用情况,并广泛听取了长期从事规培工作人员的意见和建议,围绕中医住院医师规范化培训的目标,分为临床学科(16种)、公共课程(9种)两类。本套教材结合中医临床实际情况,充分考虑各学科内亚专科的培训特点,能够满足不同地区、不同层次的培训要求。

2. **突出技能,注重实用** 本套教材紧扣《中医住院医师规范化培训标准(试行)》要求,将培训标准规定掌握的以及编者认为在临床实践中应该掌握的技能与操作采用"传统"模式编写,重在实用,可操作性强,强调临床技术能力的训练和提高,重点体现中医住院医师规范化培训教育特色。

3. **问题导向,贴近临床** 本套教材的编写模式不同于本科院校教材的传统模式,采用问题导向和案例分析模式,以案例提示各种临床情境,通过问题与思路逐层、逐步分解临床诊疗流程和临证辨治思维,并适时引入、扩展相关的知识点。教材编写注重情境教学方法,根据诊治流程和实际工作中的需要,将相关的医学知识运用到临床,转化为"胜任力",重在培养学员中医临床思维能力和独立的临证思辨能力,为下一阶段专科医师培训打下坚实的基础。

4. **诊疗导图,强化思维** 本套教材设置各病种"诊疗流程图"以归纳总结临床诊疗流程及临证辨治思维,设置"临证要点"以提示学员临床实际工作中的关键点、注意事项等,强化中医临床思维,提高实践能力,体现中医住院医师规范化培训教育特色。

5. **纸数融合,创新形式** 本套教材以纸质教材为载体,设置随文二维码,通过书内二维码融入数字内容,增加视频/微课资源、拓展资料及习题等,使读者阅读纸书时即可学习数字资源,充分发挥富媒体优势和数字化便捷优势,为读者提供优质适用的融合教材。教材编写与教学要求匹配、与岗位需求对接,与中医住院医师规范化培训考核及执业考试接轨,实现了纸数内容融合、服务融合。

6. **规范标准,打造精品** 本套教材以《中医住院医师规范化培训实施办法(试行)》《中医住院医师规范化培训标准(试行)》为编写依据,强调"规范化"和"普适性",力争实现培训过程与内容的统一标准与规范化。其临床流程、思维与诊治均按照各学科临床诊疗指南、临床路径、专家共识及编写专家组一致认可的诊疗规范进行编写。在编写过程中,病种与案例的选择,紧扣标准,体现中医住院医师规范化培训期间分层螺旋、递进上升的培训模式。教材修订出版始终坚持质量控制体系,争取打造一流的、核心的、标准的中医住院医师规范化培训教材。

人民卫生出版社医药卫生规划教材经过长时间的实践和积累,其优良传统在本轮教材修订中得到了很好的传承。在国家卫生健康委员会第二届全国中医住院医师规范化培训教材评审委员会指导下,经过调研会议、论证会议、主编人会议、各专业教材编写会议和审定稿会议,编写人员认真履行编写职责,确保了教材的科学性、先进性和实用性。参编本套教材的各位专家从事中医临床教育工作多年,业务精纯,见解独到。谨此,向有关单位和个人表示衷心的感谢!希望各院校及培训基地在教材使用过程中,及时提出宝贵意见或建议,以便不断修订和完善,为下一轮教材的修订工作奠定坚实的基础。

人民卫生出版社有限公司

2020 年 3 月

国家卫生健康委员会"十三五"规划教材
全国中医住院医师规范化培训
第二轮规划教材书目

序号	教材名称	主编		
1	卫生法规(第2版)	周 嘉	信 彬	
2	全科医学(第2版)	顾 勤	梁永华	
3	医患沟通技巧(第2版)	张 捷	高祥福	
4	中医临床经典概要(第2版)	赵进喜		
5	中医临床思维(第2版)	顾军花		
6	中医内科学·呼吸分册	王玉光	史锁芳	
7	中医内科学·心血管分册	方祝元	吴 伟	
8	中医内科学·消化分册	高月求	黄穗平	
9	中医内科学·肾病与内分泌分册	倪 青	邓跃毅	
10	中医内科学·神经内科分册	高 颖	杨文明	
11	中医内科学·肿瘤分册	李和根	吴万垠	
12	中医内科学·风湿分册	刘 维	茅建春	
13	中医内科学·急诊分册	方邦江	张忠德	
14	中医外科学(第2版)	刘 胜		
15	中医皮肤科学	陈达灿	曲剑华	
16	中医妇科学(第2版)	梁雪芳	徐莲薇	刘雁峰
17	中医儿科学(第2版)	许 华	肖 臻	李新民
18	中医五官科学(第2版)	彭清华	忻耀杰	
19	中医骨伤科学(第2版)	詹红生	冷向阳	谭明生
20	针灸学	赵吉平	符文彬	
21	推拿学	房 敏		
22	传染病防治(第2版)	周 华	徐春军	
23	临床综合诊断技术(第2版)	王肖龙	赵 萍	
24	临床综合基本技能(第2版)	李 雁	潘 涛	
25	临床常用方剂与中成药	翟华强	王燕平	

国家卫生健康委员会
第二届全国中医住院医师规范化培训教材
评审委员会名单

前　言

　　中医住院医师规范化培训是中医专业医学生毕业后教育的重要内容,其目标是为各级各类医疗机构培养具有良好的职业道德、扎实的中医基础理论、专业知识和临床技能,掌握必要的西医学有关临床知识和技术,能独立承担全科或专科常见病、多发病及某些疑难危重病症中医诊疗工作的中医临床医师。

　　中医住院医师规范化培训工作的根本目的在于培养合格的中医临床专业人才,根据住院医师规范化培训工作的宗旨和要求,按照临床实践的规律,主要培养具备解决临床问题的临床思维、具有解决临床问题能力的中医临床医师。呼吸内科学是住院医师规范化培训临床学科的一门主要课程,本教材的编写以临床思维的培养作为主线,在上一版《中医内科学》教材基础上,将呼吸系统疾病单独成册,编写《中医内科学·呼吸分册》,以培养合格的中医住院医师。

　　本教材以案例导入的形式,对中医呼吸系统常见疾病进行知识梳理,以辨证论治为核心,注重临床思维和实践能力的培养。本教材在内容和形式上力求体现继承中求创新的宗旨,既保持中医理论体系的完整性、系统性,坚持中医思维、辨证论治,又尽可能满足现代医学临床实践需求,以胜任力为导向,以培养优秀中医呼吸内科临床医生为目标。因此,本教材是供中医、中西医类别住院医师规范化培训使用的一部具有较强实用性和知识性的教材。

　　中医内科学是临床各学科的基础,是理论联系临床实践的桥梁。通过对本教材的学习,将有助于住院医师对以往所学中医呼吸内科疾病的辨治方法进行梳理,达到提高呼吸内科临床实践能力的学习目的。《中医内科学·呼吸分册》的编写更加注重本学科知识的横向链接及知识的拓展,充分利用当前中医学类教材的知识结构,广泛参考,取其精华,力求准确。同时保持知识体系的连贯性和整体性,通过临床案例导入的形式,贴近临床,模拟床旁教学,逐步展现临床诊疗过程及临床思维。

　　本教材共八章,包括理论部分与临床病症部分。理论部分包括绪论、中医呼吸内科的基础理论、历代医家呼吸内科临床思维、慢性呼吸系统疾病稳定期的治疗要点、中医药在肺系疾病治疗中的优势、呼吸内科临床诊疗技术。临床病症部分包括中医呼吸内科常见疾病的诊治、呼吸危重症的诊治。每个病症章节包括培训目标、疾病概述、典型案例(问题、思路、知识点)、临证要点、诊疗流程图等,完整且系统地阐述病症的诊疗过程。同时编写过程中,尽可能地采取表格、图文结合方式,避免过多基础性、理论性的内容,并配套有数字增值服务,为住院医师提供更科学、更全面、更实用的临床学科教材。

　　本教材的编写出版,离不开各位编委的辛苦努力,文稿的校勘和统稿等工作由首都医科大学附属北京中医医院组织完成,王玉光、焦以庆、马家驹等为此付出了辛勤劳动,并由刘清泉教授主审,在此一并致以诚挚的感谢。本教材突出中医特色,紧密结合临床,教材适用范围较广,能更好地满足中医住院医师规范化培训的需求。由于学识有限,时间紧迫,虽付出诸多努力,但书中疏漏之处难免,敬祈专家学者指正。

《中医内科学·呼吸分册》编委会

2019 年 10 月

目　录

第一章

绪　　论

1. 掌握中医呼吸科病案书写要点,通过病案书写要点掌握呼吸系统疾病的四诊要点及诊疗过程。

2. 熟悉呼吸系统疾病临床特点。

3. 了解中医呼吸内科的历史源流。

第一节　中医呼吸内科学概论

中医呼吸内科学是中医内科学的重要组成部分,是系统地阐述中医呼吸内科疾病的病因病机、辨证论治、康复预防的一门学科。既不脱离大内科的整体观,又具有呼吸专科的特点。

一、中医呼吸内科的历史源流

中医呼吸内科是一门古老又年轻的学科。早在《黄帝内经》《难经》《伤寒论》《金匮要略》就奠定了中医呼吸内科的基础。其中《黄帝内经》阐述了肺脏的生理、病理特点,至今是中医呼吸内科的理论基础;《金匮要略》中已有肺痿、肺痈、咳嗽、肺胀、哮证等专篇论述和治疗方法。金元时期李杲提出注重脾胃的内伤学说,如"甘温除大热"等理论,他提出"此皆脾胃之气不足所致也"的内伤杂病病机,重视慢性呼吸系统疾,重视肺脾同调。明代张景岳化繁为简,提出从外感内伤辨治咳嗽,从肺肾、从虚实辨治喘证。明清时期,温病学派兴盛,创立了卫气营血、三焦辨证理论体系,丰富了中医呼吸内科的辨治思维。《温病条辨》提出的"治上焦如羽,非轻不举",揭示了肺系疾病临床用药的特点。当代中医呼吸内科作为一个专科,迎来了新的发展机遇。

二、呼吸系统疾病临床特点

(一) 常见性

自古至今,呼吸系统病症如发热、咳嗽、咳痰、哮病、喘证等都是临床很常见的。从病因角度来看,中医病因分为外因、内因、不内外因。其中外因为外感邪气,温病学派之前认为邪从皮毛而入,肺主皮毛,故首先犯肺,而温病学派认为邪从口鼻而入,温邪上受首先犯肺,故可以认为外感邪气无论从口鼻而入还是从皮毛而侵,都首先犯肺。肺脏通过呼吸道与外界相通,由于肺的独特病理生理特点,其更容易受到外界环境变化的影响,故外感疾病多以肺脏为主要病位。如《医学源流论》曰:"盖伤风之疾,由皮毛以入于肺,肺为娇脏,寒热皆所不宜"。此外,当代空气污染、吸烟等因素,亦导致呼吸系统疾病的高发。

从内伤角度而言,中医认为肺为娇脏,清虚之体,且不耐寒热,不耐异常刺激,所以容易受到外感和内伤各种因素的影响,也容易受到其他脏腑病变的影响,早在《黄帝内经》就认识到了病因的复杂性,《素问·咳论》提出了"五脏六腑皆能令人咳,非独肺也"的观点。

(二) 复杂性与难治性

从病机上看,咳嗽、哮喘、肺胀等是肺的宣发肃降失常的不同表现。中医强调治病必求于本,应针对病因病机去治疗疾病,如风寒束肺所致咳喘,病因在于正邪交争于表;肝火犯肺所致咯血,病因源于肝火;水饮凌心则悸、射肺则咳,病因在于水饮。临床治疗不能见咳而止咳,见痰而化痰,见喘而平喘,而是要辨证论治,治病必求于本。

咳嗽是呼吸系统最常见的症状。病因的复杂性和肺为娇脏的生理特点,决定了肺系疾病的难治性,古人已经认识到慢性咳、痰、喘是长期反复发作且较难根治的内科疾病,如俗有"外不治癣,内不治喘"的说法。清代名医徐大椿谓:"诸病之中,惟咳嗽之病因各殊而最难愈,治或稍误,即遗害无穷。余以此证考求四十余年,而后始能措手。"一定程度上也说明了临床的治疗难度。

呼吸系统疾病存在复杂性,部分疑难疾病需要依靠现代医学的辅助诊断技术(如影像学检查等),以除外肿瘤等占位性病变。当前肺癌位居男性恶性肿瘤发病第1位,在女性中仅次于乳腺癌,位居第2位。呼吸系统疾病存在反复发作的特点,且终末期肺病存在毁损肺等,故临床治疗除了重视急性发作期的治疗,更要重视稳定期的治疗,以达到减少急性加重次数、改善生活质量的目的。吴瑭提出的"治外感如将,治内伤如相"的治病观,对慢性呼吸系统疾病的治疗具有指导意义。临床重视肺、脾、肾等整体治疗,亦提示了慢性呼吸系统疾病的难治性。

三、中医呼吸内科的研究内容

历代中医呼吸内科研究的内容,多以症状学或专病入手,如《金匮要略》设有肺痿、肺痈、肺胀、咳嗽等专篇。

呼吸系统以咳、痰、喘(呼吸困难)、发热、咯血等为主症,常见病名有感冒、咳嗽、风温肺热、哮病、喘证、肺胀、肺痈、肺痿、肺痨等,急危重症有外感高热、喘脱、咯血等。需要注意的是,中医的肺痨与西医肺结核相对应,当代已划归为传染病范围,一般医院诊断明确后需转至专科进一步诊治,但鉴于当前非结核分枝杆菌(NTM)的高发,肺痨需要引起临床重视。

除了关注症状、病种外,同时需要关注呼吸系统疾病的病因、病机、辨证要点、治则治法、常用方药等,掌握呼吸系统常见疾病及急危重症的临床思维及常用方药。

呼吸系统疾病的稳定期属于内伤病证,急性加重期多有外感因素,治疗则分阶段论治,急则治其标,缓则治其本,注重外感与内伤互相影响。当前慢性呼吸系统疾病稳定期的治疗也越来越受到重视。

四、中医呼吸内科学的展望

呼吸系统疾病终末期的患者,主要表现为呼吸衰竭、肺心病、动则喘憋,甚则不能脱离吸氧与呼吸机辅助通气,在缺少氧气吸入与呼吸技术支持的古代是不能存活的,因此古人缺乏相关的治疗经验。此外,随着经济的发展、环境的变迁,气道过敏性(高反应性)疾病、肿瘤、多重耐药菌、难治性感染等发生率增高,对当代中医呼吸内科也提出了新的挑战。①呼吸系统感染性疾病:随着抗生素的滥用,耐药菌感染逐渐成为新的挑战,也是未来中医治疗的重点。②急危重症:西医学中呼吸内科学与危重症医学"捆绑式"发展,原因是急危重症更多见于呼吸系统。急危重症在我国古代缺乏相应治疗经验,如何探索中医对急危重症的治疗方法,如何提高临床疗效,也是对我们的挑战。③呼吸系统传染性疾病:当代交通的便利给传染性疾病的暴发、流行提供了便利条件,如流行性感冒、人感染高致病性禽流感、新型冠状病毒肺炎等,如何防控呼吸系统传染性疾病是对我们的挑战。④罕见病:当代科技的发展,使医生能够了解到全国各地乃至国外的更多的罕见病,如何应用中医呼吸内科临床思维去指导治疗这些疾病,也是新的挑战。⑤稳定期及康复:关注慢性反复发作性疾病的稳定期治疗,改善生活质量,减少急性加重频次,也是今后关注的热点。预防与康复是现代呼吸病学最具发展潜力的内容,随着预防医学的快速发展、呼吸疾病谱的变化,康复医学越来越受到重视,中医传统康复方法有着自身的优势。

对于危重症疾病的诊治,需要创新辨证体系。现代医学的支持如机械通气、氧气支持,乃至于休克患者升压药物、扩容药物、强心药物的应用,改变了患者的望诊、闻诊、问诊、脉诊、舌诊的客观性,如一个休克、喘脱的患者,脉本应沉细弱无力,但经过机械通气、氧疗、升压、强心、扩容等治疗后,此时可能无法看舌、无法问诊,脉诊信息也发生改变,此时如何准确判断证候就成为难题;再如高热、热盛伤阴的患者,经过补液治疗,舌质并不红绛,脉象并不细数,也并无口渴喜饮等症状,这种情况下如何准确判断证候,把握病机,成为新的挑战。

因此,作为当代的中医呼吸内科医师,要在继承的基础上,坚持中医临床思维,也要融入现代医学知识,关注新的挑战,发挥中医特色及治疗优势。

(王玉光)

第二节　中医呼吸内科学的任务与学习

中医呼吸内科疾病的内涵和外延,并不等同于西医的呼吸病学,我们应在中医理论指导下,从中医特有的整体观念、阴阳五行、藏象经络理论去认识中医呼吸内科。

一、厘清"肺病"特征,开拓诊疗思路

在中医学上,肺的主要功能包括"肺主气、司呼吸","肺主宣肃","主通调水道",因此,凡与呼吸运动、血液运行及水液代谢相关的疾病,都可从肺辨治。除了传统疾病"感冒""咳嗽""喘证""哮病""肺胀""肺痈""肺痿""肺痨"外,其他各种原因导致的呼吸困难、水肿、排汗或排尿异常等,亦可归入"肺病"进行论治。"肺与大肠相表里",肺气肃降和大肠传导存在一定的联系,凡便秘、腹泻等排便异常疾病,也可从肺论治;肺手太阴之脉,"是动则病肺胀满,膨膨而喘咳,缺盆中痛,甚则交两手而瞀,此为臂厥。是主肺所生病者,咳,上气喘渴,烦心胸满,臑臂内前廉痛厥,掌中热",这些症状以及相关经脉上的病变亦可从肺论治;此外,"肺主皮毛","肺开窍于鼻","肺之华在毛","肺在志为悲",部分皮肤及毛发疾病、鼻部疾病以及以悲观失落为主的情志病,均可从肺治疗。此外,五脏是相互联系的有机整体,五行有相生相制的特性,如金土相生、木火刑金、由肺及心、肺病及肾等,既可以有肺病伤及他脏(腑)的情况,也可出现由他脏(腑)病久伤及肺的情况,因此就可以出现多脏(腑)同病的状况,这些也是呼吸疾病外延的研究领域。因此,学习研究中医呼吸内科学,应当在中医理论指导下,熟练掌握相关基础理论,深刻领悟相关治法,触类旁通,开拓思路,充分发挥中医辨证论治的独特优势。

二、掌握"肺病"治法,丰富治疗手段

研究中医肺系病证的治法方药和治疗手段,是中医呼吸内科临床实践的重要方面。中医呼吸内科治法根源于中医内科学理论,但亦有其特点。如外感肺病中,风、寒、暑、湿、燥、火均可致病,而以风寒最为关键,治疗当以疏风散寒、祛除表邪为主。因肺外合皮毛,故解表和宣肺往往相辅相成,如三拗汤、荆防达表汤、止嗽散等;内伤肺病多与痰邪相关,而痰邪又可因外感邪气入里化热而生,也可寒化成饮、浊化成痰,或痰湿内生,或气郁生痰等,故治痰又有清热化痰、温化痰饮、化痰祛浊、燥湿化痰、理气化痰等不同,方如清金化痰汤、苓甘五味姜辛汤、萝皂丸、平胃二陈汤、顺气导痰汤等,以及涉及多个脏腑的不同化痰治法,如健脾化痰法(六君子汤)、清肝化痰法(黛蛤散)、益肾化痰法(金水六君煎)、通腑化痰法(礞石滚痰丸)等。

肺系虚损病证除肺脏本虚外,亦可涉及多脏,如由肺及心、肺脾同病、肺病及肾等,针对这些多脏虚损性病变,治疗就有肺心同治法、培土生金法、金水相生法等。熟练掌握呼吸内科相关的常用方剂、中药及各种治疗手段,并善于分析总结,提炼推广临床经验,从而进一步丰富中医呼吸内科的治法内容。

中药剂型多种多样,除传统汤剂外,还有浓煎剂、膏方、丸药、粉散剂等。治疗手段方面,除了中药口服外,还有中药外敷、熏蒸、泡洗、超声导入及穴位贴敷、针刺、灸

疗、拔罐等多种方法,应针对不同的肺系病患有的放矢灵活选择。在临床中不断学习,勇于实践,把握好适应证,严控禁忌证。

三、开展科学研究,发展中医呼吸内科学

近年来,中医呼吸内科的科学研究呈现丰富多样、不断深入的态势,但是,目前针对中药治疗作用机制的研究较多,针对中药单体有效成分的研究较多,对于中医呼吸内科疾病的临床研究较弱,尤其是针对呼吸内科疾病的中医证型分布规律、中医有效治法、中医康复特色、整体治疗方案研究不够完善,难以形成指导中医呼吸内科临床诊治方案;针对呼吸内科疾病缓解期治疗优势、治疗特色的研究不够完善,难以形成可供推广运用的共识;针对疾病发作期的中医治疗特色、治疗目标、治疗任务、治疗方案研究不够深入,针对呼吸内科急重症的中医治疗时机、治疗目标、治疗任务、治疗方案的研究缺乏……这些都是阻碍中医呼吸内科临床发展的现实问题,需要业界加以关注,深入思考。遵循中医理论,按照中医自身发展规律,积极开展有益于提高中医临床疗效、有益于推动中医呼吸学科发展的高水平科学研究,是今后一段时期努力的方向。

(史锁芳)

第三节　中医呼吸科病案书写要点

病案书写是对相应诊疗信息真实客观的记录,而诊疗活动则受临床思维的指导,因此书写病案的过程是客观记录临床思维的过程,需要以客观真实、条理清楚、文笔流畅的文字将病案记录下来。

一、病案书写的重要性

在医疗方面,病案反映医疗质量和水平;在教学方面,病案是临床教学最生动的素材;在科研方面,病案是临床研究的主要数据来源;在医院管理方面,病案是考核管理工作的重要依据,是处理医疗事故、医疗纠纷的法律依据,同时也是基本医疗保险制度中的医疗付费凭据,是个人终生健康保健的依据。

病案书写是住院医师的基本功。病案质量直接反映住院医师的水平,特别是其临床工作能力和临床思辨能力水平,也间接反映上级医师的水平。通过中医呼吸科病案的书写,能够起到梳理呼吸系统疾病临床思维的目的,因此需要重视病案的书写质量。

二、病案书写的注意事项

1. 主诉　要求描述准确、简明扼要,体现病例主要特点(主要症状或体征出现或加重时间),20 个字以内,能推导出第一诊断。如"发热伴右侧胸痛 2 天""反复咳嗽、咳痰、喘憋 10 年,加重伴发热 3 天"。

2. 现病史　与主诉时间一致,贯穿临床思维(理清思路、思考拟诊),从症到病,反映疾病的发生、演变和诊疗过程,有鉴别诊断信息。要求看过现病史后能够基本拟诊

可能的诊断。文字表达要求术语准确、脉络清楚、层次分明、逻辑性强,要有发病以来一般情况的描述(精神状态、饮食、睡眠、大小便、体重变化等)。

3. 体格检查　记录格式、顺序书写正确,查体项目准确、齐全,特殊原因未查的部位应注明"未查",体征前后一致,同时要体现临床思维(查体要有重点),与现病史相关的重要阳性体征及有鉴别意义的阴性体征要重点描述。

4. 辅助检查　辅助检查是指入院前所做的与本次疾病相关的主要检查及其结果,应分类按照检查时间顺序记录检查结果,若在其他医疗机构所做检查,应当写明该机构名称及检查日期,结果记录要准确。

5. 临床疾病诊断　包括病因诊断、病理解剖诊断、病理生理诊断、疾病的分型和分期、并发症的诊断、伴发疾病的诊断。诊断名称要规范,不能有诊断遗漏、顺序错误等。

6. 首次病程记录　入院后 8 小时内完成。病例特点不能写成病历摘要,不能仅罗列书本内容,要有具体分析,诊断依据要充分,要包括必要的鉴别诊断或鉴别的依据或方法(对鉴别点必须结合病例特点,提出需要鉴别疾病的依据、鉴别要点等),诊疗计划要个体化,具有针对性、全面性。

7. 病程记录　及时详细记录病情变化(症状、体征、化验及辅助检查结果),并对以上变化进行分析,提出拟行的进一步检查及依据,记录治疗的变更并分析原因。与手术有关的各种记录、与患者或家属的谈话记录应完整、准确。记录上级查房意见时要准确,分析应详细、重点突出,真实反映出上级医师的水平。

三、病案书写中应强调的几个问题

1. 病案内容一定要真实、客观、科学、完整。病历书写要包括认真的病史采集、规范的体格检查、必需的辅助检查,始终要坚持"三基""三严"。在强调内涵的前提下,也要注意格式规范、书面语言、加工整理,病史采集的时候语言要通俗易懂,四诊检查记录规范、顺序合理。同时注意医学术语和标点符号的应用,避免错别字等。写完之后,要通读一遍,避免不必要的错误。

2. 强调临床思维贯穿病历全过程。病史采集从"症"到"病",体格检查从"征"到"病"。辅助检查应在病史和查体的基础上,经过临床思维后提出,再经过认真思辨提炼出临床特点和正确的诊断。病程记录应突出病情变化和处理的临床分析,而不能是流水账。

3. 在整体观念指导下,对呼吸系统重点关注。中医的两大基本特点是整体观念与辨证论治。中医病案书写需要详细记录中医四诊信息内容,既要整体、全面,又要侧重于呼吸系统四诊信息的描述。查体内容(包括望诊、闻诊、切诊)除了详细记录舌象和脉象以外,还要重视和记录呼吸专科的查体。四诊信息完整,能够为辨证提供病位、病性(寒热、虚实)等诊断信息。整体性方面可以参照经典的"十问歌"来记录。"十问歌"最早源于明代张景岳《景岳全书·传忠录·十问篇》,经清代陈修园在《医学实在易》中进行修改,演变成当前版本,即:"一问寒热二问汗,三问头身四问便,五问饮食六问胸,七聋八渴俱当辨,九问旧病十问因,再兼服药参机变,妇人尤必问经期,迟速闭崩皆可见,再添片语告儿科,天花麻疹全占验"。

"十问歌"可以作为整体问诊内容与顺序的参考,但在此基础上需要格外关注呼吸内科疾患的四诊重点,通过围绕咳、痰、喘、咯血、发热等呼吸系统常见主症展开四诊,同时也要关注治疗前后的病情变化。病历书写的内容反应临床思维,例如对一位发热的患者,需要重点记录其发热病程,发热时是否有恶寒、身痛、汗出情况,以鉴别是外感发热还是内伤发热。如是外感发热,用辛温解表发汗治疗后,要记录汗出的情况(汗出程度、汗出部位等),同时评估是否达到预期效果,是否需要继续发汗或停服发汗药物(比较理想的表证发汗效果一是微微汗出,而非大汗或无汗;二是遍身皆见,而非局部汗出;三是持续不断;四是随着汗出,脉静身凉,阴阳和调而愈)。

4. 病例记录需体现中医临床思维。中医诊疗是先四诊合参,再辨证论治,然后立法选方、加减用药的过程。病程记录要能体现中医的临床思维,体现整体观念下的辨证论治。

例如某主治医师查房后指示:患者老年男性,形体偏胖,素有慢性咳、痰、喘病史,本次因外感受凉后发热5日入院,初起有恶寒发热、无汗、身疼痛,经院外治疗后,目前发热,最高体温38℃,轻度恶寒,略有汗出,咳嗽咳痰,喘促,痰多色黄质黏,无痰中带血,无周身疼痛,无鼻塞、流涕、喷嚏,有恶心、口干口苦,喜饮,纳谷不香,睡眠及二便可,舌质红、苔略厚腻,脉弦滑数。目前辨病为风温肺热病,辨证为风寒束肺、痰热蕴肺,治以辛温解表、清热化痰、宣肺平喘等。方药以麻杏石甘汤合小柴胡汤加减。处方如下……嘱6小时服一次,服药后啜粥、温覆,令微微汗出一次,饮食清淡,忌油腻、荤腥、辛辣等。

上述记录虽然简短,但有四诊信息,有平素情况,有本次发病诱因,有完整的辨证、治法、方药、调摄护理等内容。当然,由于各医者辨证思路不同,所以注重的四诊重点、辨证思维、具体方药不尽一致,但病程记录务必包含有上述信息才算完整。如主任医师查房,在上述基础上,需要有更深入的病因、病机、辨证、治法、方药分析,通过案例书写而达到凝练临床思维的目的,以体现三级查房的意义。

(王玉光)

 复习思考题

1. 中医肺病学与西医呼吸病学的异同有哪些?
2. 中医呼吸内科疾病的病因主要有哪些?
3. 简述体质因素与肺病的关系。

第二章

中医呼吸内科的基础理论

 培训目标

1. 掌握中医呼吸内科疾病的辨病与辨证要点、常用治则治法与方剂。
2. 熟悉中医呼吸内科生理、病理特点,病因病机及临床用药特点。
3. 了解中医呼吸内科疾病的外治法。

第一节 中医呼吸内科疾病的生理与病理

一、中医呼吸内科生理

中医常将呼吸系统称为肺系,指包括鼻、咽、喉、气道(气管)、肺脏等在内的组织器官,而其中肺为整个肺系之主宰。肺位于胸腔,左右各一,上通过气道与喉、鼻相通,故称喉为肺之门户,鼻为肺之外窍。肺在五脏六腑之中位置最高,故有"华盖"之称。肺在五行中属金,为阳中之阴,与自然界之秋气相应。

(一)肺的生理功能

1. 肺主气、司呼吸 肺主气,是指肺具有主持和调节人体之气的作用。《素问·五脏生成》云:"诸气者皆属于肺。"肺主气的功能包括主呼吸之气和主一身之气两个方面。肺主呼吸之气,是指肺为体内气体交换的场所,通过肺的宣发肃降,吸入清气,排出浊气,实现机体内外的气体交换。肺主一身之气,是指肺具有主持调节全身各脏腑之气的作用,主要表现在参与宗气的生成和调节全身气机两个方面。肺主呼吸之气和肺主一身之气都依赖于肺的呼吸功能,肺的呼吸功能正常,才能吸入清气、呼出浊气,进行体内外的气体交换,并促进宗气的生成以及全身气机的调节。

2. 肺主宣发与肃降 肺主宣发,是指肺具有向上升宣和向外布散的作用;肺主肃降,是指肺气向下的通降和使呼吸道保持洁净通畅的作用。肺主宣发的生理功能主要表现在呼出体内浊气、向上向外布散精微、宣发卫气三个方面;肺主肃降的生理功能主要体现在吸入自然界之清气、向下向内输布精微、清肃异物三个方面。肺的宣发和肃降功能涉及主气、司呼吸、主津液代谢和卫气的输布等,宣发肃降是肺的最基本功能,肺的其他功能都要通过宣发和肃降来完成。肺的宣发肃降是相互制约、相互为用的两个方面。

3. 肺主通调水道　肺主通调水道,是指肺通过宣发和肃降作用对于体内水液的运行、输布和排泄起着疏通和调节作用。肺的宣发作用,使水液向上向外布散,外达皮毛肌腠,并通过汗和呼吸排出体外。肺的肃降作用,使水液向下、向内输送,通过肾和膀胱的气化,化为尿液,排出体外。肺为华盖,居人体上焦,肺的宣发肃降作用对于体内津液代谢起着重要的调节作用,故有"肺为水之上源""肺主行水"之说。

4. 肺朝百脉、主治节　肺朝百脉,是指全身的血液都经百脉汇聚于肺,经过肺的呼吸,进行体内外的气体交换,然后将富有清气的血液输送到全身。肺朝百脉的生理作用主要表现为助心行血。全身的血脉均统属于心,心气是推动血液运行的基本动力,而血液的运行又赖于肺气的推动和调节,肺通过宣发和肃降,调节全身气机,从而促进血液运行。

肺主治节,是指肺具有辅助心脏治理调节全身气血津液及各脏腑组织生理功能的作用。《素问·灵兰秘典论》云:"肺者,相傅之官,治节出焉。"肺主治节体现在调节呼吸运动、调节全身气机、调节血液的运行、调节津液代谢四个方面。

（二）肺的生理特性

1. 肺为娇脏　肺叶娇嫩,不耐寒热,易被邪侵,称为娇脏。肺外合皮毛,开窍于鼻,与天气直接相通,外感六淫,侵袭人体,无论从口鼻还是皮毛而入,均易犯肺而为病。

2. 肺喜润恶燥　肺性喜清润而恶干燥,燥邪最易耗伤肺津,引起各种肺燥的证候,如口鼻干燥、皮肤干燥,或干咳少痰、咽干喑哑等。

（三）肺系生理联系

肺在体合皮,其华在毛,肺与皮毛相互为用,共同发挥温煦机体、卫护肌表、防御外邪的作用。鼻为呼吸之气出入的通道,与肺直接相连,所以称鼻为肺之窍,鼻的通气和嗅觉功能全赖肺气的宣发作用。肺在液为涕,涕为鼻腔的分泌液,有润泽鼻窍的作用,涕液由肺津所化,由肺气的宣发作用布散于鼻窍。肺脏在时应秋,肺脏的功能特点与四时之秋相类似,秋令气燥,暑去而凉生,草木皆凋,而肺气清肃下行,为阳中之阴,与秋季特点相类,同属于五行之金。肺在志为悲,肺的生理功能与悲忧等情志关系密切。

二、中医呼吸内科病理

中医呼吸内科疾病的病理具有如下特点:

1. 肺为娇脏,外邪易侵　肺位最高故称华盖,肺叶娇嫩而称娇脏。因其为华盖,且主皮毛而开窍于鼻,凡外邪袭人,或从皮毛而客,或由鼻窍而入,故六淫外邪最易侵袭肺卫。又肺为清轻之地,最不耐受外邪(包括六淫、毒气、烟雾、粉尘等)之侵扰,凡风寒、风热、风湿、燥邪皆可犯肺。如风寒束表致肺卫失宣,则见恶寒发热、头身疼痛、咳嗽、鼻塞流涕等;若风热犯肺致肺失宣肃,其症便见恶寒发热、咽喉疼痛或肿痛、口渴有汗、咳嗽痰黄等。温热邪气犯肺,有"温邪上受,首先犯肺"之说,以其风温之邪犯肺,外则卫气郁阻,皮毛开合不利,内则肺气不宣,肃降失职,故见发热微恶寒、咳嗽或胸痛等肺卫失宣之证。如急性支气管炎、肺炎链球菌肺炎、病毒性肺炎等与风温为病有关。

2. 易虚易实，易寒易热　由于肺叶娇嫩，易受邪侵，侵后邪正相争，易造成或虚或实，或寒或热，甚至虚实夹杂，寒热转化的病机特点。若外邪束表犯肺，肺失宣肃，其气闭郁而不得宣散，则可致风寒或风热等在表之邪入里从火热之化，而成火热壅肺之实证。然痰瘀郁闭肺气，久而化火；或素嗜辛辣烟酒热物，火热郁积于肺等，亦可形成火热壅肺之实证。另外，若肺失肃降，通调水道的功能异常则清中之浊不能下输，积于肺中成痰浊阻肺之实证。

肺主一身之气，为宗气生成的场所。宗气走息道而助呼吸，且能贯心脉而行气血。脾胃所化的营卫之气和肺所吸入之清气相结合，才能发挥濡养五脏六腑、四肢百骸之作用，故人体中营养物质的生成和输布均有赖于肺主气功能的正常。若咳喘日久、形劳过度或脾胃化源不足，均易引起肺气虚弱之证，且肺气既虚则宗气生成不足，宗气虚则一身之气也虚，无以主司呼吸，症见短气不足以息，遇劳加剧，咳声不扬，咳痰无力，声低息微，神疲乏力等。

3. 宣降失常，气易上逆　宣发与肃降是肺的基本生理特点，而当肺系患病，宣降失常则是肺系病的基本病理变化，其中肺气上逆则是这一病理变化最常见的现象，临床表现为咳、喘、哮等症状。凡外邪束肺，痰饮、瘀血、粉尘、虫蛊阻肺，皆可致肺气闭郁而使肺气失宣；若脏气受损，纳气功能减退，则可致肺失肃降。临床上肺失宣发与肺失肃降往往并见，难以截然分开，两者均可产生肺气上逆的病理结果。

肺失宣肃还可影响其参与水液代谢的能力。肺的宣发功能失常，营卫气血不能正常输布，不仅可致肺卫功能下降，还可导致水液泛溢肌肤，而见面浮肢肿之症。若肺的肃降失司，则不能正常通调水道，致水液（清中之浊）停蓄肺中而成痰饮，从而引起各种肺系病证。

4. 虚实夹杂，痰瘀易结　肺系病由于易虚易实，而且常因宣肃失常而致痰浊内生、瘀血阻滞，或痰瘀互结，使肺系病缠绵难愈。肺朝百脉，主生成宗气，宗气贯心脉而行气血，若外邪、痰饮、虫毒、粉尘等闭郁肺气，致肺气生成宗气能力下降，则不能正常推动血液的运行，而使肺部血液发生瘀滞。由于在病理上，肺为"贮痰之器"，痰性黏腻，每易与瘀滞之血液相互胶结，而成痰瘀交阻之证。各种急、慢性肺部病证均具有这一病理特点，而其中尤以肺癌、肺心病等最为突出。

（史锁芳　李　磊）

第二节　中医呼吸内科疾病的病因病机

中医呼吸内科疾病的病因大致分为外感六淫、痰饮、体质因素、情志内伤、饮食不节、劳倦所伤、疫气瘴虫、烟草、空气污染等因素。

病机，即疾病发生、发展与变化的机制。疾病能否发生及发生后如何转归，与机体正气的盛衰和致病邪气的强弱密切相关。病邪作用于人体，必然会出现正邪交争，如正不胜邪，则可致阴阳失衡、气血逆乱、脏腑功能失调，从而产生全身或局部变化多端的病理变化。

一、中医呼吸内科疾病的病因

（一）外感六淫

六淫，即风、寒、暑、湿、燥、火六种外感病邪的统称。对于肺系而言，发病与季节时令密切相关。肺为娇脏，不耐寒热，最怕燥邪，易为邪侵而罹患疾病。六淫是肺系疾病的最常见病因，外邪侵袭，或从口鼻而入，或从皮毛而受，肺卫受邪，肺气壅遏不宣，清肃之令失常，肺气出入升降失调，就易引起肺系疾患。

1. 风邪　风为"百病之长"，风邪常为六淫、杂气致病的先导。风邪易与他邪相兼发病，如可夹寒、湿、燥、火、温、热等犯肺，由于四时气候变化的不同，人体所感受的致病邪气亦有所区别。肺系疾病中因风寒或风热兼邪的情况较为多见。

2. 寒邪　寒邪有内外之分，外寒系指寒邪侵袭肌表，内寒是人体阳气虚弱，失于温煦的病理反映。寒为阴邪，主收引，伤人易于损阳。素体虚弱而阳气不足者，易为外寒所伤。寒邪耗伤阳气，失于温煦或运化无力易致水湿、痰饮内停。寒邪收引凝滞主痛，若寒邪伤表，腠理闭塞，气血阻滞，阳气失于温煦而恶寒。寒邪凝滞血脉，致血行不畅，筋脉挛急而疼痛。

3. 暑邪　暑邪伤肺，多见于夏令。暑性炎热，又常夹湿邪，暑伤肺金，湿易生热，暑湿伤肺，出现高热、口渴、咳痰黄黏、苔黄腻等肺系病症。

4. 湿邪　湿为阴邪，易伤阳气，易阻气机，易犯脾胃，其性黏滞，缠绵难愈。机体受湿邪影响，出现痰饮，则脏腑功能失调，阴阳气血失和，痰阻气机不畅，致咳嗽痰多、质稀色白或黏，胸膈痰满不畅，肢体困重，倦怠无力等。

5. 燥邪　燥邪伤肺，为秋季主气。初秋炎热之气未退，加之雨水偏少，燥与热相合为犯，则为温燥。深秋近冬之时，秋风肃杀，燥邪与寒邪相合为犯，则为寒燥。燥性干涩，易伤津液。肺为娇脏，喜润恶燥。肺开窍于鼻，外合皮毛，故燥邪无论是从口鼻还是从皮肤侵袭，皆可伤肺发病。燥邪伤肺，易致肺燥津伤，肺宣发肃降功能失职，则见咳嗽干咳或少痰，或痰黏难咳，或痰中带血，或喘息胸满等症。

6. 火邪　火热之邪皆可伤肺。火热阳邪，易袭阳位，肺位最高，阳位也。所以火热阳邪易伤肺致病。火热犯肺则肺失宣降，多由外感风热，入里郁而化热伤肺；痰饮郁热，闭塞肺气，久而化火；过食辛辣刺激，火热内生，久则上逆损肺等。火热郁闭于肺，肺失宣降，肺气上逆则可致咳喘，气粗声高，壮热口渴，烦热汗出，咽喉肿痛，痰色黄黏稠。甚则火热伤络，迫血妄行，则见咯血或衄血。

（二）痰饮水湿

痰饮是肺系较为常见的继发性致病因素之一，主要因人体水液代谢失常所致。肺、脾、肾、三焦等脏腑功能正常，是体内水液代谢生理状态得以维持的基本保证。凡外感六淫、内伤七情、饮食失宜、劳倦太过以及感染疫毒虫蛊等，均可导致肺、脾、肾、三焦等脏腑生理功能失常，从而导致痰饮形成，停积体内而导致各种病症的发生。所谓"清稀者为饮，稠浊者为痰"，痰是指饮邪内积停蓄较久又为火热炼灼而较稠者，有混行于气血之间，遍及全身无处不到者，或称之为"无形之痰"，若积存于肺而咳唾之可出者，则谓"有形之痰"。痰饮可遍及全身，亦可停蓄一处，若痰饮停蓄积聚于一处，易致气机受碍，或使阳气郁遏、生发受阻。如肺系病中的悬饮，临床可见胸胁胀满疼痛,以胁下部位为主,呼吸、咳唾、转侧时出现疼痛、气短息促等。若饮停于肺,则可见咳喘胸满,不能平卧,呼吸困难,痰白如沫量多,久则可现面目浮肿等症。

(三) 吸烟史

烟为污浊之气,其性温燥有毒。烟毒吸入气道,耗伤肺之阴气,使肺卫功能降低、宣降功能失常而出现咳嗽、咳痰。长期吸烟不仅可以导致慢性支气管炎、慢性阻塞性肺部疾病等,而且也是肺癌的重要危险因素。

(四) 体质因素

人体正气的强弱,与体质因素有密切关系。先天禀赋是体质形成的基础,体质因素又决定着个体对某些病邪的易感性。各种呼吸病的发病与体质也有关系,例如瘦人或阴虚之体,易罹患肺痨、咳嗽诸病;过敏体质更常发生鼻鼽(过敏性鼻炎)、哮病、喘证等疾病。

(五) 情志内伤

情志内伤也是致病因素之一,五志分别对应五脏,就肺而言,其在志为悲,所谓"悲情太甚则伤肺"。这是因为悲(忧或哀)太过,易耗伤肺气,而临床表现为叹息饮泣、情绪低落、气短懒言、意志消沉等。由于悲哀太过,降低肺的防御功能,从而使肺的易感性增加,致使某些呼吸病复发、加重或其康复受影响。然而其他情志的过激亦可伤害肺,如过怒伤肝,肝气侮肺而致肺络出血;过喜伤心,心气涣散而使肺主无力,也可出现相关症状。

(六) 饮食不节

饮食不节,是指饮食失宜、饥饱失常、饮食不洁或饮食偏嗜等。形寒饮冷则伤肺,许多患者夏季过食冷饮,以致在秋季发生咳喘。饮食不节,易伤脾胃,脾胃受损,失于健运,脾气虚弱不能资生肺气而致肺气虚,出现咳喘、短气、咳逆上气等;脾失健运使痰饮内生,上干于肺,壅阻肺器,肺失宣降,而致咳喘等症;嗜辛辣、油腻、酗酒,皆易助生湿热,酿生痰浊,阻于肺脏,易发肺病;嗜食鱼虾、螃蟹、毛笋、蘑菇等发物,可诱发鼻鼽、咳喘、哮证等。

(七) 过劳所伤

过劳也能成致病因素之一。"劳则气耗"(《素问·举痛论》),劳力过度(形劳)可致肺虚气弱;房劳过频则耗伤肾精,精气内夺,肾不纳气则肺气虚喘;肺肾阴虚,肺阴亏耗,虚火干肺,劫津为痰,易成肺痨;劳神过度,心脾两伤,肺失所养亦致肺虚。

(八) 疫气瘵虫

疠气毒邪,传染性强,多自口鼻而入,侵犯肺脏,病势较重,病情险恶;瘵虫又称痨虫,具有传染性,易袭肺脏,损伤肺阴,阴虚肺燥,灼津为痰,且病情缠绵难愈。

(九) 空气污染

肺为清虚之体,空气污染对肺系影响大,易造成相关病症,污染空气先入口鼻,而后入肺,日积月累对肺器损害较大,影响肺脏宣发肃降,从而引发一些慢性肺部疾病,甚至导致病情加重等。

二、中医呼吸内科疾病的病机

中医呼吸内科疾病的病机是指肺脏系统气血阴阳失调的病变机制。其发病机制和肺的生理功能密切相关。肺的病变有虚实之分,虚则多为气虚和阴津不足,实则多由风寒、燥热、痰湿袭肺所致。

（一）肺气的生成和运行失常

中医呼吸内科疾病主要的病理变化为气的生成和运行失常。气的运行失常,实证是由气的升降不利,肺失宣降,痰饮阻肺;虚者是由于气阴不足,升降出纳无权所致,所以说肺气虚和气机失调是呼吸病发生之本。肺的宣发和肃降,是肺气升降出入运动的两个方面。宣降失常是肺系病的基本病理变化,而肺气上逆则是这一病理变化的必然结果。临床常表现为咳、喘、哮等证。凡外邪犯肺,痰饮、瘀血、粉尘、虫蛊阻肺,皆可致肺气闭郁而使肺气失宣;若脏气受损,纳气功能减退,则可致肺失肃降。两者往往同时并见,均可产生肺气上逆的病理结果。

临床上凡肺气上逆表现为咳嗽声宏、喘息气粗、哮吼痰闭或伴外感表证等肺气郁闭之实证,可认为系由肺气失宣所致;若肺气上逆表现为咳声不扬、气短息微、动则气促等肾不纳气之虚证,则视为肺失肃降。肺失宣肃还可影响肺参与水液代谢的能力。肺的宣发功能失常,营卫气血不能正常输布,不仅可致肺卫功能下降,还可导致水液泛溢肌肤,而见面浮肢肿之症。若肺的肃降失司,则不能正常通调水道,致水液停蓄肺中而成痰饮,从而引起各种肺系病证。

（二）虚实夹杂和痰瘀易结

肺系病不仅易虚易实,也具有易形成虚实夹杂证的病理特点。如肺卫功能低下者,易为外邪所侵;外寒闭肺,可致肺气不足;而肺气不足,既可聚湿生痰成饮,又可使血行不畅,而成血瘀之证;外感邪热入里或瘀血化热内炽,则可煎熬津液而成痰等。肺朝百脉,主生成宗气,宗气贯心脉而行气血,若外邪、痰浊耗伤肺津;而肺之津液不足,虚火、虫毒、粉尘等闭郁肺气,致肺生成宗气能力下降,则不能正常推动血液的运行,而使肺部血液发生瘀积。

（三）肺虚分气虚、阳虚和阴虚

1. 肺气虚　又称肺气不足,是指肺气虚弱而致呼吸功能减退、卫外失司的病理变化。肺气虚的病机特点为肺气不足,卫表不固,其病变性质为虚,其寒也微,多因肺失宣肃,日久不复,或因久病气虚,或劳伤过度,耗损肺气所致。

2. 肺阳虚　又称肺气虚寒,是指阳气亏虚,肺失温煦,虚寒内生而致宣肃功能减退的病理变化。肺阳虚的病机特点为肺失温煦,宣肃失司,其病变性质为虚为寒。肺阳虚多由内伤久咳、久哮,肺气耗损所致。肺气虚寒,气不布津,水饮不化。

肺气虚与肺阳虚的关系:肺阳虚多由肺气虚发展而来,两者均有肺气虚之病理变化,但肺阳虚尚有阴寒内生之形寒肢冷、咳吐涎沫等阳虚之状。肺气虚,其病轻浅,虚而无寒;肺阳虚,其病深重,虚而且寒。

3. 肺阴虚　又称肺阴不足,是指阴液亏虚,虚热内生,而致肺失清润,宣肃失职的病理变化。肺阴虚的病机特点为阴津不足,宣肃失职,其病变性质为虚为热。肺阴虚多因久病亏耗,劳伤过度所致,多见于久病体弱者。

（四）肺与其他脏腑的病变关系

1. 肺与脾　肺为主气之主,脾为生气之源;肺主通调水道,脾主运化水湿。肺气不足,脾气虚弱,子母相及,终至肺脾两虚。肺脾两虚又称肺脾气虚,亦称脾肺气虚,是指肺气亏虚,脾气亦衰,肺失宣降,脾不健运的病理变化。肺脾两虚的病机特点为肺失宣降,脾失健运。肺与脾的病理关系主要表现在气和水液代谢功能异常方面。

2. 肺与肝　肺主气,其性肃降;肝主疏泄,其性升发。因此,肺肝两脏关系到人体气机的升降运动,其病理影响主要表现在气机升降出入失常和气血运行不畅两方面。

3. 肺与肾　肺为气之主,肾为气之根;肺为水之上源,肾为主水之脏;肺属金,肾属水,金水相生。故肺与肾在病理上的关系主要表现在呼吸异常和水液代谢失调及阴液亏损方面。

4. 肺与大肠　肺与大肠相表里。肺与大肠在病理上的相互影响,表现为肺失宣降和大肠传导功能失调。

(史锁芳　李　磊)

第三节　中医呼吸内科疾病的辨病与辨证要点

中医呼吸内科疾病的辨病与辨证是认识呼吸内科疾病的过程,辨病即是对呼吸内科疾病的辨析,以确定疾病的诊断为目的,包括中医的"病"和西医的"疾病";辨证是对证候的辨析,以确定证候的原因、性质、病位及预后转归为目的。根据患者的主要痛苦反应、临床特征及其特有的病变规律等确立中医的"病";结合呼吸专科检查以辨别呼吸系统的相关疾病。在呼吸内科疾病的诊治过程中通过辨病与辨证相结合有助于明确疾病的性质和特点,从而施以正确的治疗方法。

一、辨病要点

(一) 辨别中医特征性的病

通过收集患者的痛苦反应,根据临床特征性表现,以辨别肺系相关病症。如临床以鼻塞、流涕、喷嚏、恶寒、发热、脉浮等为特征,则可诊为"感冒";若以干咳或咳痰为主要表现,则可诊为"咳嗽";若以咳嗽、胸痛、发热、咳吐腥臭浊痰为主要表现,则要考虑"肺痈";若出现喘息或气促、气短,但没有喉间鸣响,则属于"喘证";若临床出现呼吸困难、胸闷、喉间哮鸣有声等则可诊为"哮证";若临床以咳嗽、咯血、潮热、盗汗及身体消瘦为主要临床特征,则要考虑"肺痨";若临床表现以喘咳上气、痰多、胸部膨满等特征,应考虑"肺胀";如果临床以咳吐浊唾涎沫、气促为主症,则要考虑"肺痿"等。

(二) 结合西医学专科检查辨别相关疾病

肺系疾病的辨病还须结合呼吸系统专科检查予以辨别。如有吸烟等高危因素及相应临床症状、体征等,结合肺功能测定,第一秒用力呼气量/用力肺活量(FEV$_1$/FVC)<70%时,则拟诊为慢性阻塞性肺疾病;若有相关病史及临床症状,结合高分辨率CT(HRCT)显示支气管扩张的异常影像学改变,则可拟诊为支气管扩张症;若痰涂片检测抗酸杆菌阳性者则可诊为肺结核;如果胸部HRCT表现为双下肺和胸膜下分布为主的网状改变或伴蜂窝肺,或伴有磨玻璃样阴影,则拟诊为肺间质性疾病;如果胸部CT发现肺部有可疑肿块阴影,则需结合痰脱落细胞检测,或支气管镜、经皮肺穿刺等检查以确立是否罹患肺部肿瘤等。

二、辨证要点

辨证,是在中医学理论指导下,结合"天人合一""整体观念",通过望、闻、问、切四诊所收集的病情资料进行诊察辨析,取类比象,进而获得有关病症的病因病机、病理性质的过程。在全面掌握四诊信息的基础上,采用取类比象、司外揣内等方法,着重分析阴阳、表里、寒热、虚实属性,弄清疾病的病机演变规律及其预后转归等,是确立正确治法的前提和条件。

（一）分清外感内伤,辨别属虚属实

肺系疾病的辨证宜分清外感内伤、属实属虚,从而为不同证型的肺系疾病治疗确立治则依据。如咳嗽当辨外感内伤:外感起病急,病程短,多有表证,常于感冒风寒、风热、燥邪之后,突然起病,往往病史短暂,临床多伴鼻塞流涕、喷嚏、咽痒或恶风寒、发热、周身酸楚等卫表证候;内伤病程较长,反复发作,外无表证等,多是宿疾,往往起病潜隐缓慢,反复发作,病程较长,临床可见相关脏腑不适表现等。

肺系疾病还须辨别属实属虚病性。以喘证为例,喘证之辨首分虚实,可从呼吸频率、喘息声音、脉象、病势缓急等方面辨识。实喘者呼吸深长有余,呼出为快,气粗声高,伴有痰鸣咳嗽,脉数有力,病势多急;虚喘者呼吸短促难续,深吸为快,气怯声低,少有痰鸣咳嗽,脉象微弱或浮大中空,病势徐缓,时轻时重,遇劳则甚。

（二）明辨标本缓急,确立治疗方向

明辨病证之标本缓急,是辨证过程中的重要内容,也是决定治疗先后或治法逆从的前提条件。所谓标,系指疾病表现于外的各种征象;所谓本,即疾病的内在本质。解决致病的本质问题则病症可除,如咳嗽症状是标,风寒或风热犯肺是本,故治疗时疏散风寒或疏散风热则咳嗽可止。又如阴虚火旺之肺痨,阴虚为本,而火旺是标,痨虫是本,虚火是标,故治疗时滋养阴液则火旺能除,抗痨杀虫就能根本解决病根。临床上往往标本兼顾,如治咳嗽,需要疏散风寒或疏散风热的同时予以宣调肺气或宣肺化痰;治疗肺痨,需要滋阴清火的同时抗痨杀虫。

缓急,系指疾病所呈现的势态,缓言病势缓慢,急即病势急骤,前者变化少而缓,后者变化多而速。因此,分清缓急,才能确立合理治疗顺序,遵循"急则治标,缓则治本"原则,如哮证急发,当先治其标,待其病情缓解时就可以积极采取扶正固本的方法进行防复发治疗。又如急性大咯血时,病势危急,需要急则治其标,首先止血治其急。很多肺系疾病的发作期宜遵循"急则治其标"的原则,待病情获得满意控制后,就可以运用扶正固本善后的方案治疗。有时需要根据具体的病情灵活处理,"急则治标,缓则治本"也不是绝对的,即缓当图本,未尝不可兼顾标;而急宜治标,岂可不必顾本?临证当随机达变,做到因时、因人、因地制宜。

（三）辨别脏腑传变,明确病情交错兼夹

肺系疾病是人体大系统中的一个子系统的病变,肺作为人体五大系统之一,与其他脏腑在生理病理上密不可分。心与肺同居上焦,共同维持人体气血运行、输布的正常,当肺部发生病变时,也会一定程度地影响心的正常功能。如肺气虚或肺失宣肃,影响心血的运行,即可出现胸闷、心悸,甚则心痛、舌紫等瘀血的病理表现。肺与脾的关系,主要体现在"金土相生"以及对水液代谢的维持方面,若肺病失于宣肃,不能正常通调水道,则可使脾的运化功能失常,可见纳食不化、食后腹胀、便溏等,或因子病犯母,而于肺病中见腹痛、食欲不振、呕吐、便秘、腹泻。肺与肾共同参与水液代谢,同时共同主司呼吸,"肺主出气,肾主纳气"。肾虽为水脏,然肺乃"水之上源",肾主水功能有赖肺宣发肃降和通调水道功能的正常,若肺失宣肃,通调水道失职,必累及于肾,而致尿少,甚至水肿。肺虽主司呼吸,然其吸气的功能需赖肾主纳气之职相助,即所谓"肺为气之主,肾为气之根"。若肺气久虚,日久及肾,致肾不纳气,可见动则气喘之证。肺与肝主要表现在气机的调节方面,若肝升太过或肺降不及,木火刑金,则也会导致气火上逆,症见咳逆上气,甚或咯血等。若肺失清肃,燥热内盛,亦可影响肝疏泄条达之职,临床也可表现咳时并见胸胁牵引胀痛等。肺与大肠相表里,若肺失肃降,或肺燥失于润降,也可出现大便干结难解;同理,大肠腑气不通,也会影响肺气肃降,喘逆难平。

在肺系疾病的发展过程中,除了脏腑间的传变外,病理性质可虚实并见,痰浊、水饮、瘀血等病理因素也会发生转化,使病情呈现交错兼夹的特点,在辨证时要明确区分。如喘证病情错杂者可下虚上实并见,实喘病久伤正,由肺及肾,或虚喘复感外邪,或夹痰瘀,则病情虚实错杂,每多表现为邪气壅阻于上、肾气亏虚于下的上盛下虚证候。又如肺胀早期以痰浊为主,渐而痰瘀并重,并可兼见气滞、水饮错杂为患,后期痰瘀壅盛,正气虚衰,本虚与标实并重。

（四）审察病势进退,了解疾病预后转归

病势进退是疾病在发生发展过程中共有的基本规律,即起病—高峰—恢复或死亡。疾病由起病向高峰期发展,或由于高峰期继续恶化,即为病进;若疾病自高峰期日趋向善,或由危转重,由重转轻,即为病退。在肺系病临床中,认真审查病势的进退,是能否正确地进行辨证论治的重要环节。某些急性肺炎、急性支气管炎的发生发展,就表现为初期在肺卫,而症见恶寒发热、咳嗽咽痛等表证,继之表邪入里而表现为发热不恶寒,大汗出,口渴甚,脉洪大等热邪壅肺之证。此时呈现两种趋势,若邪势尚不甚,加之治疗得当,病情便可日趋向善,即为病退;若邪热太甚,或治疗不得当,即可发展成危重证,如休克型肺炎,便是病进。又如肺痈,临床常据其发生发展的必然趋势,分为初期、成痈期、溃脓期、恢复期。明确疾病的这一发展趋势,对于制订治疗方案、防止疾病恶化有重要意义。

了解疾病的预后转归也是辨证的重要内容,便于根据疾病发展的一般规律确定进一步的治疗方法。以喘证的预后与转归为例,一般而言,实喘易治,虚喘难疗,实喘由于邪气壅阻,祛邪利肺则愈,故治疗较易;虚喘为气失摄纳,根本不固,补之未必即效,且每因体虚易感外邪,诱导反复发作,往往喘甚而致喘脱,故难治,因此对待虚喘应长期调治。又如哮证是一种反复发作、缠绵难愈的疾病,部分青少年患者随着年龄的增长,正气渐充,肾气日盛,再辅以药物治疗,可以终止发作。中老年及体弱患者,肾气渐衰,发作频繁,则不易根除,需要长期调养等。

（史锁芳　李　磊）

第四节　中医呼吸内科疾病的常用治则治法与方剂

中医治则治法学源远流长,肇始于《黄帝内经》《难经》。治则,是治疗原则的简称。也被称为治疗疾病的总原则。《素问·移精变气论》称治则是"治之大则"。治法,即治疗方法,是治疗疾病的方法及措施。治法是在辨证论治的基础上,通过审证求因,在治则指导下制订的具体施治方法,如《医学心悟》的八法和《医方集解》的二十二法。方从法出,法随证立。治则治法上承辨证,下启处方,是根据辨证结果拟定的针对证型的治疗方法,指导着临床处方、用药。

一、治则

(一) 标本论治

标本是指疾病的主次本末和病情轻重缓急的情况。对于呼吸系统疾病而言,大多采取发作期先治标,缓解期治本的原则进行,而症状表现是标,病因病机是本,有时需要先控制症状治标,然后针对病因病机治本,有时则需要标本兼顾治疗,例如以哮喘而言,发作时以邪实为主者,治当攻邪治标,祛痰利气,寒痰宜温化宣肺,热痰当清化肃肺,寒热错杂者,当温清并施,属风痰为患者又当祛风涤痰;缓解期以正虚为主者应扶正治本,阳气虚者应予温补,阴虚者则予滋养,分别采取补肺、健脾、益肾等法,而邪实与正虚并见时,治当攻补兼施。

(二) 缓急论治

在中医呼吸内科临证时,应根据相关呼吸病病情变化情况,按照"急则治其标,缓则治其本"和"间者并行"的原则进行治疗。前者变化多而速,后者变化少而缓。治疗上急则治其标,如大咯血,当先止血救其急,后治其病因。缓则治其本,如喘证稳定期,则应先从病因着手。

(三) 扶正祛邪

1. 扶正为主　扶正,适用于正气虚为主而邪实不盛的虚性病证。由于慢性肺系疾患大多病程较长,故而在多种疾病的缓解期、恢复期常以扶正为主。如肺胀患者稳定期出现呼吸浅短难续,声低气怯,甚则张口抬肩,不能平卧,咳嗽,痰白如沫,咯吐不利,胸闷心悸,形寒汗出,腰膝酸软,小便清长等肺肾气虚证候时当以补益肺肾扶助正气为主。

2. 祛邪为主　祛邪,适用于邪实为主要矛盾而正气未衰的实性病证。肺系疾病患者外感六淫邪气而正虚不甚者,大多见于疾病的初起阶段。如感冒,风寒袭肺初起,邪实为主,而正气亏虚尚不明显者,应先祛邪治标。邪实内盛,邪不去则正不安,而邪实蕴结更易伤及正气,所以在短期内可暂以祛邪为主,但不可久用,中病即止,并结合扶正之法巩固。

3. 扶正祛邪兼顾　本法适用于正虚邪实的病证,两者兼顾则扶正不留邪,祛邪不伤正。如实喘病久伤正,由肺及肾;或虚喘复感外邪,或夹痰浊,则病情虚实错杂,每多表现为邪气壅阻于上,肾气亏虚于下的上盛下虚证候,治疗以化痰降逆、补肾纳气为主。

（四）协调阴阳

人体阴阳保持相对的平衡,才能进行正常的生理活动。如肺痿患者出现咳吐浊唾涎沫,其质较黏稠,或咳痰带血,咳声不扬,甚则音嘎,气急喘促,口渴咽燥,午后潮热,形体消瘦,皮毛干枯,舌红而干,脉虚数。为肺阴亏耗,虚火内炽,灼津为痰致病,故治疗当以滋阴清热、润肺生津为主,从而达到阴阳平衡。如肺胀患者出现心悸,喘咳不能平卧,咳痰清稀,面浮,下肢浮肿,甚则一身尽肿,腹部胀满有水,脘痞,纳差,尿少,怕冷,面唇青紫,舌胖质黯,苔白滑,脉沉细,为心肾阳虚、水饮内停致病,治疗当以健脾补肾、温阳利水为主,以达到阴阳平衡。

（五）调整脏腑功能

人体是个有机的整体,脏与脏、腑与腑、脏腑之间在生理上相互协调,而肺作为人体五脏之一,与其他四脏在生理上息息相关,病理上相互影响。生理上,金土相生,肺主气,心主血,肺为气之主,肾为气之根;病理上,如肺胀病变早期在肺,继则影响脾、肾,后期病及于心。在治疗中应注意各脏(腑)之间的关系,整体调治。

（六）三因制宜

人体与自然界息息相关,疾病的发生、发展深受气候的影响。如夏季炎热,机体当此阳盛之时,腠理疏松开泄,则易于汗出,即使感受风寒而致病,辛温发散之品亦不宜过用,以免伤津耗气或助热生变。如中国东南一带,气候温暖潮湿,阳气容易外泄,人们腠理较疏松,易感外邪而致感冒,且一般风热夹湿居多,故常用桑叶、菊花、薄荷、藿香等辛凉或芳香解表化湿之剂;即使外感风寒,也少用麻黄、桂枝等温性较大的解表药,而用香薷、紫苏叶、荆芥、防风等温性较小的药物,且剂量宜轻。而肺痿病因在于内伤正虚,如患者正气旺盛,感染痨虫后也不一定发病,如患者正气羸弱,由于其肺气虚,一旦感染则极易发病。因此,治疗疾病必须根据季节、地区以及人体各方面的不同而制订相应适宜的疗法。

二、常用治法与方剂

肺位最高,不耐寒热,外邪侵袭,肺脏首当其冲,因而各种外感病证初起之病位每常在肺;肺病日久(如久咳不愈),又易累及他脏(如脾、肾、心),以致出现多种复杂的病理证候。治疗时应随机应变,采用适宜的方法以治之。治肺常用方法如下:

（一）宣肺

肺主宣发,外合皮毛。肺的宣发作用能使卫气津液敷布于肌表乃至全身,从而使之能够抗御外邪,启闭汗孔,调节体温,润泽皮毛。若是外邪束表,每致肺气失宣,卫气敷布不及,不足以抗邪外达则恶寒发热、头身疼痛;肺气郁滞而易咳逆;津液布散失调又常产生水肿、咳痰等,治当宣通肺气。由于肺气不宣与各种表证往往同时存在,因而治疗亦是宣肺与解表同施并举。如风寒束表、肺气不宣者,当用辛温解表、宣肺散寒,常用方剂有麻黄汤、三拗汤等;如风热犯肺、肺卫失宣者,当用疏散风热、辛凉解表,常用方剂有银翘散、桑菊饮等;如暑邪犯肺、肺卫闭郁,当用宣肺解暑,常用方剂有新加香薷饮、加味香薷饮等。

【典型医案】

　　赵，二十六岁，乙酉年十一月初四。六脉浮弦而数，弦则为风，浮为在表，数则为热，证现喉痛。卯酉终气，本为温病之明文。虽头痛、身痛、恶寒甚，不得误用辛温，宜辛凉芳香清上。盖上焦主表，表即上焦也。桔梗五钱，豆豉三钱，银花三钱，人中黄二钱，牛蒡子四钱，连翘三钱，荆芥穗五钱，郁金二钱，芦根五钱，薄荷五钱。煮三饭碗，先服一碗，即饮白开水，热嗫一碗，覆被令微汗佳。得汗后，第二三碗不必饮热水。服一帖而表解，又服一帖而身热尽退。初七日，身热虽退，喉痛未止，与代赈普济散，日三四服，三日后痊愈（《吴鞠通医案》）。

(二) 肃肺

　　肺主肃降，若是肺失清肃，气不得降，逆乱于胸，阻塞气机必然产生咳喘、胸闷等肺气上逆之候。法宜肃降肺气，止咳平喘。宣发与肃降是肺脏生理功能相辅相成的两个方面，宣发失常，气机不畅，每致肺气不降；肺失清肃（如慢性咳喘），又常引起宣发异常（卫气不能布达肌表而易感冒）。故临证运用宣肺法时常加杏仁、紫苏子等味以降肺气；使用肃肺方时，亦常增麻黄、前胡等药助肺宣发，如苏子降气汤中加生姜、前胡，定喘汤中用麻黄即属此例，常用方剂有苏子降气汤、定喘汤、三子养亲汤等。

【典型医案】

　　顾芝岩夫人，喘嗽半载，卧不着枕，舌燥无津，屡治不应。诊之，右关尺虚涩无神，此标在肺，而本在肾也。肺为出气之路，肾为纳气之府，今肾气亏乏，吸不归根，三焦之气出多入少，所以气聚于上，而为喘嗽，口干不得安卧。《中藏经》云：阴病不能吸者，此也。法当清气于上，纳气于下，使肺得清肃，肾复其蛰藏，则气自纳，而喘嗽平矣。用苏子降气汤加人参五钱，肉桂一钱，连进三剂，症渐平（《续名医类案》）。

(三) 清肺

　　清肺即清泄肺热，乃根据"热者寒之"，针对邪热壅肺、肺失宣降证而设。邪热袭肺，导致肺气既不宣发，又不肃降，浊热壅滞胸肺，气火上逆故见发热汗出、咳嗽气喘、痰黄黏稠、胸闷胸痛、舌红苔黄、脉象洪数等症。治当清肺泄热，祛邪外达。代表方如麻杏石甘汤、泻白散、桑白皮汤等。

【典型医案】

　　东都张氏孙，九岁，病肺热。他医以犀角、龙麝、生牛黄治之，一月不愈。其症喘嗽，闷乱，饮水不止，全不能食。钱用使君子丸、益黄散，张曰：本有热，何以又行温药。他医用凉药攻之，一月尚未效。钱曰：凉药久则胃寒不能食，小儿虚不能食，当补脾。候饮食如故，即泻肺经，病必愈矣。服补脾药二日，其子欲饮食。钱以泻白散泻肺，遂愈七分。张曰：何以不虚？钱曰：先实其脾，然后泻肺，故不虚也（《名医类案》）。

(四) 温肺化饮

　　温肺化饮法，由于寒邪侵袭，肺气被扰，不能通调水道，水不得下行而留结于肺以为饮，寒饮相搏，壅滞胸肺，以喘咳、痰稀为主症，兼以恶寒发热，口不渴或渴喜热饮，舌淡苔滑，脉弦紧。代表方剂有苓甘五味姜辛汤、桂苓五味甘草去桂加姜辛夏汤等。

【典型医案】

　　徐，二十六岁，二月初十日。酒客脉弦细而沉，喘满短气，胁连腰痛，有汗，舌白滑而厚，恶风寒，倚息不得卧，此系里水招外风为病，小青龙去麻、辛证也。姜半夏六钱，桂枝六钱，炒白芍四钱，旋覆花（包煎）三钱，杏仁泥五钱，干姜三钱，制五味一钱五分，炙甘草一钱，生姜五片。煮三杯，分三次服（《吴鞠通医案》）。

（五）通腑

　　通腑即通过通导积滞以达到治疗肺脏疾病的方法。因肺与大肠相表里，肺的肃降有利于大肠传导。大肠传导通降正常，也有助于肺的肃降。因此，大肠传导失司，腑气不通，必然影响肺气宣发与肃降，进而又会影响大肠传导，形成恶性循环。如果邪热壅遏于肺，津液因之被灼，无以下濡大肠，使传导失职，腑气不通；或是实热燥屎内结大肠，上干于肺，影响肺气肃降而产生咳逆气促等症。若实热燥屎不去，则咳喘诸症难以消除，故当视病情选用大、小承气汤荡涤热结，导滞通腑，肺之肃降功能方可恢复，若能兼清肺热则收效更好。另外，久病虚喘，阴盛阳衰，亦易致使阴寒与糟粕凝结大肠，此时则须以温通寒积之法治疗，常用《金匮要略》大黄附子汤加味。一旦腑气得通，则止后服，而后再以扶正固本或降气化痰法治之。

　　肺与大肠相表里理论源于《黄帝内经》。《灵枢·本输》云："肺合大肠"，即"肺与大肠相表里"。在人体十二经脉和脏腑的相互联系中，肺与大肠相表里，互相交合，联系极为密切。生理情况下，肺主气司呼吸，居高临下，以节制全身之气，并主气机之升降，大肠之传导功能必须依靠肺气、肺中水液及其肃降功能才能完成排泄糟粕的作用，正如唐宗海《中西汇通医经精义·脏腑之官》云："大肠之所以能传导者，以其为肺之腑，肺气下达，故能传导"。病理情况下，肺气受病，不能"行气于腑"，或大肠受病有碍于肺气肃降，均使手太阴肺经经气壅滞不畅而受病。如《素问·五脏生成》云："咳嗽上气，厥在胸中，过在手阳明、太阴"。显然，大肠之气闭塞不行，上逆可为咳喘，如大肠气机通畅，有利于肺之肃降，对肺脏的恢复起促进作用。故在治咳嗽、气喘病中，有时需利肺气，有时在利肺气时要兼通大肠。

　　临证时当根据患者的虚实情况，斟酌用药。辨证为实证者，在常规用药的基础上酌加瓜蒌、枳实、厚朴、大黄等以通腑降逆化痰；辨证属虚证者，可在常规用药的基础上，酌加火麻仁、炒枳壳、炒莱菔子、焦槟榔等以理气消胀降逆。治在肠腑，意在理肺，腑气得通，既可使气机逆乱得以平复，又可使痰饮积滞得以降泄，肺复清肃，咳喘止矣。

（六）润肺

　　润肺即滋阴润肺之法，针对燥邪犯肺，肺津被烁，炼津为痰，燥痰蕴结或肺阴不足而设。肺为娇脏，不耐寒热，寒则肺阳易伤，热则阴津易灼。阴虚必使火旺，使得阴津再伤。又因燥金通于秋气，喜润而恶燥，忌辛香燥热。如燥邪外感，有温燥、凉燥之分，当以润燥之药为主，酌加寒热疏表之剂。若久病耗气伤阴，阴虚生内热，燔灼熏蒸，肺气日燥，肺叶焦枯，发为肺痿。故治内者当静以养阴，防辛香耗液，燥烈伤肺，故多以甘味之品润之。内伤之证,凡肺肾阴虚者其人多形瘦,其症多见盗汗、咽干、颜面潮红、痰中带血、脉多弦细,当以滋阴润燥之法,代表方有清燥救肺汤、百合固金汤、桑杏汤、沙参麦冬汤、麦门冬汤、贝母瓜蒌散等。

【典型医案】

体禀阴虚,水不涵木,肝胆气火偏旺,木火凌金,肺失清肃。时在燥金司气,加以秋燥,风邪乘虚袭入,风燥相搏,金受火刑,咳嗽见红,咳痰色青,胸胁引痛,乍寒乍热,内热为甚,今但燥咳,烘热汗溢,明是阴虚阳浮之征。脉濡小数,右寸关独大于诸部,舌质光红,中后微有黄苔。以脉参证,恐其阳络血溢,现近霜降节候,慎防加剧。谨拟喻氏清燥救肺出入为法,冀其退机,附方请政。西洋参、杷叶、炙甘草、冰糖水炒石膏、玫瑰花、连心麦冬、真川贝、陈阿胶、丝瓜络、北杏仁、火麻仁、东白芍、经霜桑叶(《清代名医医案精华》)。

(七) 补肺

补肺即是补肺益气,根据"虚则补之",针对肺气虚弱,气既不能宣发于上,又不能肃降于下,更不能固护于外而设。常用于久咳、虚喘、肺胀、肺痿、肺痨、肺痈恢复期、哮证缓解期等,每以神疲少气、面色无华、咳喘无力、动则尤甚为主症,治当补肺益气,常用代表方如补肺汤、人参蛤蚧散、人参定喘汤、黄芪四君子汤等。

【典型医案】

二三年肺气上喘,则病久而肺损矣。咳嗽出脓者气病,出血者脉病也。面为清阳之分,六阳之气皆会于面,其气常实,不易受邪,今满面生疮,此正气衰而邪气盛,乃小人道长、君子道消之象也。是方也,人参益气,蛤蚧补真,杏仁利气,二母清金,桑皮泻喘,若甘草、茯苓,乃调脾而益金之母也。又曰:蛤蚧为血气之属,能排血气之毒,故此方用之调脓理血,亦假其性而伏奇于正也(《医方考·咳嗽门》)。

(八) 敛肺

敛肺即收敛肺气之法,《素问·脏气法时论》云:"肺欲收,急食酸以收之,用酸补之,辛泻之",乃根据"散者收之",针对发汗太过或久病肺气虚弱,气不内敛,肺气耗散太过而设。咳嗽既久,正气大伤,肺气耗散不收,每见咳喘、气促、倦息、汗多、畏寒,或口干面赤、脉弱。如此肺气大伤,耗散不收之时,须急收敛肺气,代表方有九仙散、五味子汤、七味都气丸等(表 2-1)。

表 2-1　中医呼吸内科疾病治法与代表方剂

治法	代表方	常用药
宣肺	麻黄汤、银翘散、新加香薷饮等	麻黄、前胡、紫苏叶、薄荷、牛蒡子、桔梗、杏仁等
肃肺	苏子降气汤、定喘汤、射干麻黄汤等	紫苏子、厚朴、半夏、紫菀、款冬花、旋覆花、莱菔子等
清肺	麻杏石甘汤、泻白散、清金化痰汤、桑白皮汤等	黄芩、贝母、生石膏、蒲公英、金银花、连翘、鱼腥草、穿心莲、野菊花、紫花地丁等

续表

治法	代表方	常用药
温肺	苓甘五味姜辛汤、桂苓五味甘草去桂加姜辛夏汤等	细辛、桂枝、薤白、干姜、半夏等
通腑	大承气汤、小承气汤、大黄附子汤加味	瓜蒌、枳实、厚朴、大黄、火麻仁、炒枳壳、炒莱菔子、焦槟榔等
润肺	清燥救肺汤、百合固金汤、贝母瓜蒌散、沙参麦冬汤等	沙参、麦冬、百合、玉竹、生地黄、山药、贝母、百部、天花粉、桑叶、柑杷叶等
补肺	人参蛤蚧散、补肺汤、平喘固本汤、人参定喘汤等	黄芪、党参、太子参、白术、茯苓、山药、白术、冬虫夏草、蜂蜜、炙甘草等
敛肺	九仙散、五味子汤等	五味子、诃子、罂粟壳、白果仁、乌梅等

中医治肺有法可效,有方可循,凡肺之所生病者,皆可依法治之,随法选方用药。然疾病的发生、发展往往是极其复杂的病理过程,单纯运用某一治法,常常不易达到预期效果,因而临证多是两法或数法联合运用,如此方能治病中的,事半功倍。

> ### 知识点
>
> #### 肺系病常用经典名方(共45首)
>
> 清金化痰汤(《统旨方》)、黄芩泻白散(《症因脉治》)、桑白皮汤(《景岳全书》)、三拗汤(《太平惠民和剂局方》)、麻黄汤(《伤寒论》)、桔梗汤(《伤寒论》)、金水六君煎(《景岳全书》)、麻杏石甘汤(《伤寒论》)、清燥救肺汤(《医门法律》)、(王氏)连朴饮(《霍乱论》)、桑杏汤(《温病条辨》)、达原饮(《瘟疫论》)、沙参麦冬汤(《温病条辨》)、二冬汤(《医学心悟》)、射干麻黄汤(《金匮要略》)、定喘汤(《摄生众妙方》)、华盖散(《太平惠民和剂局方》)、清肺饮(《证治汇补》)、如金解毒散(《景岳全书》)、《千金》苇茎汤(《备急千金要方》)、麦门冬汤(《金匮要略》)、五味消毒饮(《医宗金鉴》)、葶苈大枣泻肺汤(《金匮要略》)、苓桂术甘汤(《金匮要略》)、九仙散(《医学正传》)、羌活胜湿汤(《脾胃论》)、荆防败毒散(《摄生众妙方》)、银翘散(《温病条辨》)、桑菊饮(《温病条辨》)、藿香正气散(《太平惠民和剂局方》)、参苏饮(《太平惠民和剂局方》)、三子养亲汤(《韩氏医通》)、止嗽散(《医学心悟》)、二陈汤(《太平惠民和剂局方》)、苏子降气汤(《太平惠民和剂局方》)、杏苏散(《温病条辨》)、小青龙汤(《伤寒论》)、玉屏风散(《丹溪心法》)、六君子汤(《医学正传》)、(七味)都气丸(《症因脉治》)、生脉散(《医学启源》)、百合固金汤(《慎斋遗书》)、清气化痰丸(《医方考》)、普济消毒饮(《东垣试效方》)、补肺汤(《永类钤方》)。

(杨广源)

第五节　中医呼吸内科疾病临床用药特点

肺主气,司呼吸,为体内外气体交换的器官,与外界气候变化息息相关。肺主宣发和肃降,为气之主,在五行属金,为"相傅之官"。肺病是由于肺之气机宣降失常所致的病证,在临床用药上应顺应肺的生理特性,选择既能归肺经、助肺宣降又不伤肺的药物,以恢复肺之宣降功能。

一、呼吸内科用药特点

(一)肺药轻清

肺居上焦,其位最高,外邪袭肺,邪气一般轻浅,故用药应顺从"治上焦如羽,非轻不举"的治则。治疗肺病时应贯彻"轻"的原则。

(二)味多辛苦

治肺病的药物大多采用味辛、苦之品。《素问·至真要大论》提出:气味"辛甘发散为阳,酸苦涌泄为阴"。说明辛与苦代表两种不同的阴阳属性,辛善于升发宣散,属阳,正合肺的宣发;苦能降逆泄下,属阴,正合肺的肃降。《医学入门》云:"辛产生于西方,金应秋气,燥入肺"。《温病条辨》言:"肺为清虚之脏,微苦则降,辛凉则平"。以辛凉甘润之方,气燥自平而愈。均阐述了味辛、苦顺应肺性,阴阳相合。辛味能行能散,具有宣发作用,有助于肺之宣发,有助于卫气、津液敷布肌肉腠理。

(三)药性和缓

肺为娇脏,不耐寒热,因此肺经之用药,药性不宜过峻、过猛,宜选和缓之药,用药须仔细斟酌。过寒则伤阳气而致津液凝聚形成肺寒痰饮,过热则易伤肺阴,灼伤肺金,而致肺叶枯槁。治疗外邪袭表的外感病所采用的解表法可分为辛凉解表、辛温解表、扶正解表,祛除燥邪所采用的治燥法可分为轻宣凉燥、轻宣温燥两种。

(四)肺喜和润

肺属金,喜润恶燥,喜凉恶热,润则肺体柔和,张合自如,因而肺经用药时应避免辛苦大热等刚燥之品,即使是辛温散表之剂也应佐以甘寒柔润之品如白芍、五味子、生地黄、玉竹、甘草等,如桂枝汤中芍药,除与桂枝相合以调和营卫之外,兼有益阴敛阴之功;小青龙汤中配以五味子、芍药敛气养血以防辛温发散太过;清燥救肺汤中用阿胶、胡麻仁润肺养阴,使肺得濡润之性。正如《古今名医方论》所言:"故用甘凉滋润之品,以清金保肺立法"。

二、呼吸内科辨证用药规律

1. 补肺气　人参、党参、黄芪、山药、黄精、怀山药、冬虫夏草、蛤蚧、炙甘草等。
2. 养肺阴　天冬、麦冬、沙参、百合、生地黄、熟地黄、玉竹、川贝母、天花粉、阿胶、芦根、知母、玄参、石斛等。
3. 敛肺气　五味子、白果、诃子、乌梅、胡桃肉、罂粟壳等。
4. 止肺血　白及、仙鹤草、侧柏叶、旱莲草、藕节、大小蓟等。
5. 散风寒　麻黄、紫苏叶、细辛、桂枝、羌活、独活、生姜等。

6. 宣肺气 杏仁、桔梗、前胡、射干、牛蒡子、桑叶、蝉蜕、百部等。

7. 清肺热 桑叶、黄芩、知母、瓜蒌、鱼腥草、桑白皮、地骨皮、石膏、芦根等。

8. 通鼻窍 辛夷花、苍耳子、白芷、藁本等。

9. 降肺气 紫苏子、莱菔子、旋覆花、白前、桑白皮、枇杷叶、前胡、马兜铃、射干、款冬花等。

10. 清热痰 川贝母、浙贝、瓜蒌、天竺黄、竹沥、胆南星、射干、白前、黄芩、芦根、葶苈子、前胡、杏仁、竹茹等。

11. 温寒痰 白芥子、半夏、细辛、陈皮、干姜、紫菀、款冬花、百部、金沸草等。

12. 化痰核 夏枯草、贝母、瓦楞子等。

13. 泻肺水 葶苈子、桑白皮、冬瓜皮等。

14. 清虚热 青蒿、鳖甲、地骨皮等。

15. 治咽喉 木蝴蝶、牛蒡子、蝉蜕、胖大海、玄参、山豆根、射干、马勃、菊花、黄芩、芦根等。

三、肺系病常用配伍用药

1. 配伍健脾药 脾主运化水津,肺病日久不愈而及脾,或脾病经久不愈而及肺,则可演变为肺脾病证,导致脾不能运化水津,水津不得所化,聚而为湿、为痰,即肺为贮痰之器,脾为生痰之源,病证表现以痰为主。其治既要选用治肺药,又要配伍健脾燥湿药,以此杜绝生痰之源。常用健脾药如白术、山药、扁豆、薏苡仁等。

2. 配伍疏肝药 肝主疏达气机,肝气主升,肺气主降。若肺降不及而引起肝气逆乱,或肝升太过而犯肺,均可演变为肝肺病证,导致肝气不能疏达,肺气郁滞于胸胁,病证表现以胸闷胁痛为主。其治既要选用治肺药,又要配伍疏肝药,以此增强治疗效果。常用理气药如陈皮、薤白、厚朴、青皮、枳实、枳壳、沉香、柴胡等。

3. 配伍补肾药 肾主纳气,为气之根。肺病经久不愈而及肾,或肾虚日久而及肺,均可演变为肺肾病证,导致肺气不能下达,肾气不能摄纳,病证表现以吸气困难为主。其治既要选用治肺药,又要配伍摄纳肾气药。常用的补肾药如蛤蚧、巴戟天、阳起石、胡芦巴、冬虫夏草、海马等。

4. 配伍开窍药 心主神明,与肺同居上焦。肺病日久不愈而及心,或心病经久失治而及肺,均可演变为心肺病证,导致肺气不能和调于心,神明不得气的温养与固藏,病证表现以心烦、急躁、神昏、谵语等为主。其治既要用治肺药,又要配伍安神开窍药。常用的安神开窍药如冰片、远志、石菖蒲、麝香等。

5. 配伍补血药 血可化阴,阴得血而化生,阴虚者血必虚,治阴虚必补血。辨治肺阴虚,病证表现以头晕目眩为主,其治既要选用滋阴药,又要酌情配伍补血药。只有合理配伍补血药,才能使滋阴药更好地发挥治疗作用。常用的补血药如当归、熟地黄、白芍、阿胶等。

6. 配伍活血药 血以载气,气以帅血,气血相互为用。肺病日久不愈,不能朝会百脉,血不得气帅而为瘀,瘀阻气机又加剧肺气不利,以此演变为肺气不利,血脉瘀阻。辨治肺系病证,当权衡病证表现而酌情配伍活血药,既有利于肺气朝会百脉,又有利于肺气载血运行。常用的活血药如川芎、当归、桃仁、丹参等。

7. 配伍解表药　肺主宣发,皮毛开阖内应于肺。肺病日久不愈,势必影响营卫、皮毛之开阖,而开阖失职则更使肺气不能宣发于外。辨治肺病证,既要治肺,又要酌情配伍发汗解表药,发汗既有利于肺气宣发于外,又有利于邪气从皮毛而散。常用的解表药如麻黄、桂枝、细辛、紫苏叶、生姜、桑叶、菊花等。

8. 配伍化痰药　无论外感六淫,还是其他因素,均可导致肺之宣降功能失调,于是津停聚为痰湿,痰湿又作为继发性的致病因素而使病情加重,使得咳喘痰涎等症经久不愈。化痰的药物很多,由于形成痰湿阻肺的原因较为复杂,因而运用化痰法时,必须针对病机,并且密切配合其他治法,方能奏效。如属寒痰,常选半夏、莱菔子、白芥子、紫菀、款冬花等药,方如苏子降气汤、三子养亲汤、苓甘五味姜辛汤;热痰则选瓜蒌、贝母、海蛤粉、桑白皮等味,方如清金化痰汤、小陷胸汤、定喘汤。另外,燥湿化痰之二陈汤、益气化痰之六君子汤,润燥化痰之贝母瓜蒌散,解表化痰之止嗽散等皆系常用之方。痰湿一去,则宣降正常,咳嗽气喘等症随之消除,因而凡系化痰之药,均具有止咳平喘的功效。

四、肺系病常用药对

1. 麻黄、杏仁　麻黄功善宣肺平喘,杏仁功善降气止咳。两药一宣一降,相得益彰,可复肺之宣降功能,增强止咳平喘之效。

2. 细辛、五味子　细辛善于发散寒邪,且能温肺化饮,通鼻窍;五味子敛肺滋肾,专收耗散之气,为喘嗽虚乏多汗之专药。两药相合一散一敛,开合相济,相互制约,可增强止咳平喘之效。

3. 白前、前胡　白前重在降气,清肺降气,祛痰止咳;前胡偏于宣肺,宣散风热,降气消痰。两药合用一宣一降,相互为用,不论新咳久咳均有良效。

4. 紫菀、款冬花　紫菀偏于止嗽与化痰,偏入血分,宣肺化痰而治久病热咳劳嗽;款冬花偏于止咳,偏入气分,温肺化痰而治寒咳气喘。两药配伍润肺止咳作用增强,多用于久咳。

5. 生蛤壳、枳壳　枳壳能开痰气之胶结,生蛤壳能将稠痰稀化而兼分利之功,如此痰气之结可解,稠痰可化,气机通畅。两药配伍善治肺中稠痰胶结。

6. 桑叶、桑白皮　桑叶轻宣走上,清肺止咳;桑白皮性寒降泄,泻肺平喘。两药同用宣降同施,上下分消,祛邪利肺,咳喘能平。

7. 桑白皮、地骨皮　桑白皮泻肺平喘,利水消肿;地骨皮清虚热,退骨蒸,清肺降火,凉血止血,生津止渴。两药相伍为用,用于治疗肺热喘逆之证。

8. 石膏、知母　生石膏其性走而不守,善清肺胃实热,为治邪热入阳明气分之要药,偏于清;知母其性守而不走,用于肺热燥咳,阳明热重,津液已伤者,为滋阴降火之药,偏于滋。两药配伍用于肺热实喘津液未伤者。

9. 苍耳子、辛夷　辛夷有散寒通窍之功,治风寒所致鼻塞流涕、不闻香臭等症;苍耳子善宣肺通窍,疏散风湿。两药已成为治疗鼻渊不可或缺之药。

10. 蝉蜕、僵蚕　蝉蜕疏散风热,清肝息风;僵蚕化痰散结,利咽止痛。两药相配祛风止痉抗过敏,善治咳喘。

11. 地龙、穿山龙　地龙具有清热化痰、通络平喘作用,善于祛风解痉化痰;穿山龙具有祛痰平喘、活血宣痹之功。两药配伍祛风平喘解痉之效强。

12. 葶苈子、紫苏子   葶苈子具有泻肺平喘、利水消肿的作用;紫苏子具有降气化痰、止咳平喘、润肠通便的作用。两药配伍使用,可增泻饮降逆之功,可用于治疗饮邪停于上焦,肺气不利所致的喘。

13. 补骨脂、蛤蚧   补骨脂补肾壮阳,固精缩尿,温脾止泻,纳气平喘;蛤蚧益肾补肺,定喘止咳。两药配伍使用,以增强补肺益肾、纳气定喘之效。

14. 芦根、白茅根   芦根清气分之热,白茅根清血分之热,两药配伍引热由小便而去,清肺热而生津。

15. 南沙参、太子参   南沙参养肺阴而清余热,能补阴以制阳;太子参补脾肺元气,能补阳生阴,如此有阴阳既济之妙,两药配伍使肺之气阴更易恢复。

16. 白术、苍术   白术功偏于补气健脾,主入脾经,为治脾虚证之要药;苍术燥湿健脾,为治疗中焦湿困之要药。两药配伍补脾健脾,燥湿化痰作用更强。

17. 仙茅、淫羊藿   仙茅温肾壮阳,强筋骨,祛寒湿;淫羊藿温肾壮阳,强筋骨,祛风湿。两药配伍可益肾气、壮元气,以助肺脾生化之源。

(杨广源)

第六节   中医呼吸内科疾病的外治法

外治法与内治法一样,均是以中医整体观念和辨证论治为指导。外治法运用各种不同的方法将药物施于皮肤、孔窍、腧穴等部位,以发挥其疏通经络、调和气血、解毒化瘀、扶正祛邪等作用,使失于平衡的脏腑阴阳得以重新调整和改善,从而促进机体功能的恢复,达到治病的目的。"简、便、效、廉"是中医外治法的主要特点。呼吸内科疾病常用的外治法有针灸、穴位敷贴、推拿、拔罐、刮痧、中药熏洗、中药灌肠等。

一、针灸

(一) 针刺

【取穴原则】以调理肺、脾、肾三脏为主,实证宣肺、止咳、平喘,虚证健脾、益气、补肾。实证用泻法,虚证用补法。

【部位】背部可取大椎、定喘、肺俞、脾俞、肾俞,胸腹部取天突、膻中、气海,以上穴位配合使用。常用穴位见表2-2。

【功效】宣肺,止咳,平喘,健脾,益气,补肾。

【适应证】咳嗽、哮病、喘证、肺胀等。

【注意事项】胸背部穴位宜浅刺、斜刺,注意针刺后是否出现胸闷、胸痛、呼吸困难,注意鉴别晕针和气胸。

针刺操作流程见图2-1,不良反应及处理见图2-2。

表 2-2　针刺常用穴位

腧穴	定位	主治
中府	胸前壁的外上方,云门穴下1寸,前正中线旁开6寸,平第1肋间隙处	①咳嗽、气喘、胸满痛等肺部病证;②肩背痛
云门	胸前壁外上方,肩胛骨喙突上方,前正中线旁开6寸,锁骨下窝凹陷处	①咳嗽、气喘、胸痛等肺部病证;②肩背痛
天府	肱二头肌桡侧缘,腋前纹头下3寸处	①咳嗽、气喘、鼻衄等肺系病症;②瘿气;③上臂痛
侠白	臂内侧面,肱二头肌桡侧缘,或肘横纹上5寸处	①咳嗽、气喘等肺系病症;②干呕;③上臂痛
尺泽 (肺经合穴)	在肘横纹中,肱二头肌腱桡侧凹陷处	①咳嗽、气喘、咯血、咽喉肿痛等肺系实热性病证;②肘臂挛痛;③急性吐泻、中暑、小儿惊风等急症
孔最 (肺经郄穴)	尺泽穴与太渊穴连线上,腕横纹上7寸处	①咯血、咳嗽、气喘、咽喉肿痛等肺系病证;②肘臂挛痛
列缺 (肺经络穴)	桡骨茎突上方,腕横纹上1.5寸,当肱桡肌腱与拇长展肌腱之间	①咳嗽、气喘、咽喉肿痛等肺系病证;②头痛、齿痛、项强、口眼歪斜等头项部疾患
太渊 (肺经原穴)	腕掌横纹桡侧,桡动脉的桡侧凹陷中	①咳嗽、气喘等肺系疾患;②无脉症;③腕臂痛
鱼际 (肺经荥穴)	第1掌骨中点桡侧,赤白肉际处	咳嗽、咯血、咽干、咽喉肿痛、失音等肺系热性病证
少商 (肺经井穴)	拇指桡侧指甲根角旁0.1寸	咽喉肿痛、鼻衄、高热等肺系实热证
商阳 (大肠经井穴)	食指末节桡侧,指甲根角旁0.1寸	①齿痛、咽喉肿痛等五官疾患;②热病、昏迷
合谷 (大肠经原穴)	第1、2掌骨间,当第2掌骨桡侧的中点处	①头痛、目赤肿痛、齿痛、鼻衄等头面五官诸疾;②发热恶寒等外感病证,热病无汗或多汗
曲池 (大肠经合穴)	屈肘成直角,在肘横纹外侧端与肱骨外上髁连线中点	①手臂痹痛、上肢不遂等上肢病证;②热病;③咽喉肿痛、齿痛、目赤肿痛等五官热性病证;④瘾疹、湿疹、瘰疬等皮、外科疾患
迎香	在鼻翼外缘中点旁开约0.5寸,当鼻唇沟中	鼻塞、鼽衄、口歪等局部病证

续表

腧穴	定位	主治
足三里 (胃经合穴)	犊鼻穴下 3 寸,胫骨前嵴外 1 横指处	①胃痛、呕吐、噎膈、腹胀、腹泻、痢疾、便秘等胃肠病证;②下肢痿痹;③虚劳诸证,为强壮保健要穴
厉兑 (胃经井穴)	在第 2 趾末节外侧,趾甲根角旁约 0.1 寸处	①鼻衄、齿痛、咽喉肿痛等实热性五官病证;②热病
丰隆 (胃经络穴)	外踝尖上 8 寸,条口穴外 1 寸,胫骨前嵴外 2 横指(中指)处	①头痛、眩晕;②咳嗽痰多等痰饮病证
公孙 (脾经络穴)	第 1 跖骨基底部的前下方,赤白肉际处	①胃痛、呕吐、腹痛、腹泻、痢疾等脾胃肠腑病证;②心烦、失眠、狂证等神志病证;③逆气里急、气上冲心(奔豚气)等冲脉病证
天宗	肩胛骨冈下窝中央凹陷处,约当肩胛冈下缘与肩胛下角之间的上 1/3 折点处	①气喘;②肩胛疼痛、肩背部损伤等局部病证
天柱	后发际正中直上 0.5 寸,旁开 1.3 寸,当斜方肌外缘凹陷中	①后头痛、项强、肩背腰痛等痹证;②鼻塞;热病
风门	第 2 胸椎棘突下,旁开 1.5 寸	①感冒、咳嗽、发热、头痛等外感病证;②项强,胸背痛
肺俞 (肺背俞穴)	第 3 胸椎棘突下,旁开 1.5 寸	①咳嗽、气喘、咯血等肺疾;②骨蒸潮热、盗汗等阴虚病证
膈俞 (八会穴血会)	第 7 胸椎棘突下,旁开 1.5 寸	①呕吐、呃逆、气喘、吐血等上逆之证;②贫血;③瘾疹,皮肤瘙痒;④潮热,盗汗
膏肓	第 4 胸椎棘突下,旁开 3 寸	①咳嗽,气喘,肺痨等肺之虚损证;②肩胛痛;③健忘、遗精、盗汗等虚劳诸疾
外关 (三焦经络穴)	腕背横纹上 2 寸,尺骨与桡骨正中间	①热病;②头痛、目赤肿痛等头面五官病证;③瘰疬;④胁肋痛
风池	胸锁乳突肌与斜方肌上端之间的凹陷中,平风府穴	①中风、哮病、头痛、眩晕、耳鸣等内风所致的病证;②感冒、鼻塞、衄血、目赤肿痛等外风所致的病证;③颈项强痛
大椎	后正中线上,第 7 颈椎棘突下凹陷中	①热病,恶寒发热,咳嗽,气喘等外感病证;②骨蒸潮热;③项强,背痛;④风疹,痤疮
关元	前正中线上,脐下 3 寸	中风脱证、虚劳冷惫、羸瘦无力等元气虚损病证

续表

腧穴	定位	主治
膻中 (心包募穴、八会之气会)	前正中线上,平第4肋间隙;或两乳头连线与前正中线的交点处	咳嗽、气喘、胸闷、心痛、噎膈、呃逆等胸中气机不畅的病证
天突	位于颈部,当前正中线上胸骨上窝中央	①咳嗽,哮喘,胸中气逆,咳唾脓血,咽喉肿痛;②舌下急,暴喑,瘿气,噎膈,梅核气
定喘	在背上部,当第7颈椎棘突下,旁开0.5寸	哮喘,咳嗽;肩背痛

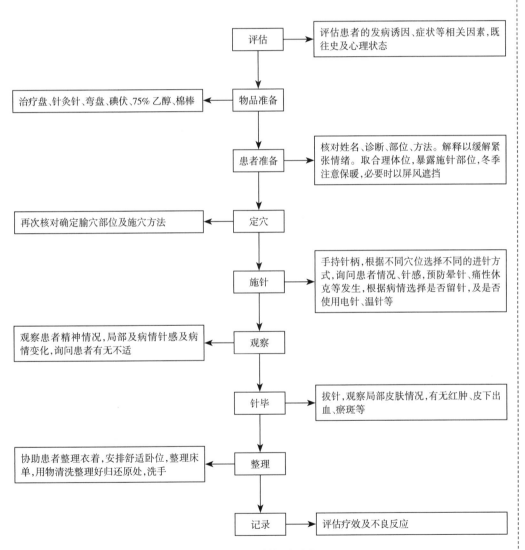

图 2-1　针刺操作流程

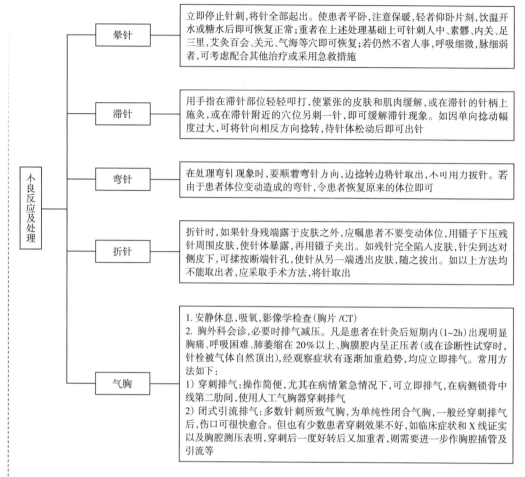

图 2-2　针刺不良反应及处理

(二) 灸法

灸法是用艾绒为主要材料制成的艾炷或艾条点燃以后,在体表的一定部位熏灼,以防治疾病的一种疗法。可分为艾条灸、艾炷灸、温针灸、灯火灸和天灸等(表 2-3)。

【部位】临床操作一般先灸上部、背部,后灸下部、腹部;先灸头身,后灸四肢。但在特殊情况下,必须灵活运用,不可拘泥。

【功效】"药之不及,针之不到,必须灸之",灸法能弥补针刺之不足,应用比较广泛,对慢性虚弱性及风寒湿邪为患的病证尤为适宜,起到温经通络,行气活血,消痈散结,祛湿散寒的作用。

【适应证】《灵枢·官能》曰:"针所不为,灸之所宜。"灸法以虚证、寒证和阴证为主要适应证。

【注意事项】凡对艾草气味过敏、皮肤过敏者,实证、热证及阴虚发热者,不宜用灸法。应用时要做好防护,防止烫伤;艾炷灸容易起疱,应注意观察;面部、乳头及大血管分布区均不宜使用直接灸,以免烫伤形成瘢痕。

表 2-3　灸法的种类、操作方法和适应范围

各种灸法			方法	适应范围
艾炷灸	直接灸	瘢痕灸	施灸时先将所灸腧穴部位涂以少量的大蒜汁,以增强黏附和刺激作用,然后将大小适宜的艾炷置于腧穴上,用火点燃艾炷施灸	治疗哮喘、肺痨、瘰疬等慢性顽疾
		无瘢痕灸	施灸时,先在所灸腧穴部位涂以少量的凡士林,以使艾炷便于黏附,然后将大小适宜的艾炷置于腧穴上点燃施灸,当艾炷燃剩 2/5 或 1/4 而患者感到微有灼痛时,即可易炷再灸,待将规定壮数灸完为止	虚寒性疾病,如哮喘、慢性腹泻、风寒湿痹等
	间接灸	隔姜灸	将鲜姜切成直径 2~3cm,厚 0.2~0.3cm 的薄片,中间用针刺数孔,然后将姜片置于应灸的腧穴部位或患处,再将艾炷放在姜片上点燃施灸,以使皮肤红润而不起疱为度	因寒而致的病症
		隔蒜灸	用鲜大蒜头,切成厚 0.2~0.3cm 的薄片,中间以针刺数孔(捣蒜如泥亦可),置于应施灸腧穴及患处,然后将艾炷放在蒜片上,点燃施灸	瘰疬、肺痨、初起肿疡等
		隔盐灸	用干燥的食盐填敷于脐部,或于盐上再置一薄姜片,上置艾炷施灸	伤寒阴证,回阳救逆,固脱
		隔附子饼灸	将附子研成粉末,用酒调和成直径约 3cm,厚约 0.8cm 的附子饼,中间以针刺数孔,放在应灸腧穴或患处,上面再放艾炷施灸	命门火衰而致的病症
艾条灸	悬起灸	温和灸	施灸时将艾条的一端点燃,对准应灸的腧穴部位或患处,距皮肤 2cm 左右,进行熏烤,使患者局部有温热感而无灼痛为宜,一般每处灸 10~15 分钟,至皮肤出现红晕为度	一般应灸的病证均可应用。多用于灸治慢性病证
		雀啄灸	施灸时,将艾条点燃的一端与施灸部位的皮肤并不固定在一定距离,而是像鸟雀啄食一样,一上一下活动地施灸	一般应灸的病证均可应用。多用于急性病证
		回旋灸	施灸时,艾条点燃的一端与施灸部位的皮肤虽然保持一定的距离,但不固定,而是向左右方向移动或反复旋转地施灸	一般应灸的病证均可应用。多用于急性病证
	实按灸	太乙针灸	将点燃的艾条隔布或隔棉纸数层实按在穴位上,使热气透入皮肉深部,火灭热减后重新点火按灸	风湿痹证
		雷火针灸		
温针灸			温针灸是针刺和艾灸合用,针刺留针后,在针柄挂一根长 2cm 左右的艾条施灸	既需要留针而又适宜艾灸的病证
温灸器灸			施灸时将艾绒或加掺药物装入温灸器的小筒,点燃后,将温灸器盖扣好,置于腧穴或应灸部位,进行熨灸,直到所灸部位的皮肤红润为度	对小儿、妇女及畏惧灸治者最为适宜

续表

各种灸法		方法	适应范围
灯火灸		指用灯心草蘸植物油点火后在穴位上直接点灼的灸法	小儿疰腮、小儿脐风等病证
天灸	白芥子灸	将白芥子研末,醋调为糊膏状,取 5~10g 敷贴穴位上,用油纸覆盖,胶布固定;或将白芥子末 1g 放置于直径 5cm 的圆形胶布中央,直接敷贴在穴位上,敷灸时间为 2~4 小时,以局部充血、潮红或皮肤起疱为度	风寒湿痹痛、肺结核、哮喘等虚寒病证
	蒜泥灸	将大蒜(以紫皮蒜为优)捣烂如泥,取 3~5g 涂敷于穴位上,敷灸时间为 1~3 小时,以局部皮肤发痒、变红起疱为度	敷灸涌泉穴可治疗咯血、衄血,敷灸合谷穴可治扁桃体炎,敷灸鱼际穴可治喉痹等

灸法操作流程见图 2-3,不良反应及处理见图 2-4。

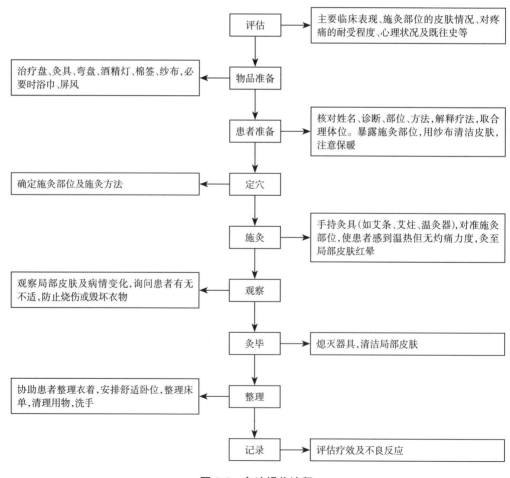

图 2-3 灸法操作流程

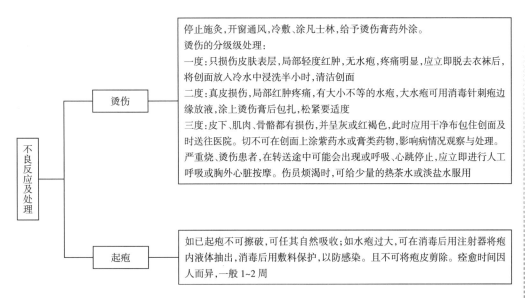

图 2-4 灸法不良反应及处理

二、穴位贴敷

在选定的穴位上敷贴一种药物或复方药物,通过药物经皮吸收和穴位刺激的共同作用防治疾病的一种方法。现在呼吸系统疾病最广泛使用的穴位敷贴为三伏贴及三九贴。李时珍《本草纲目》中就记载了穴位敷药疗法,清代《急救广生集》《理瀹骈文》均有记载。《张氏医通·诸气门·喘》中记载:"冷哮灸肺俞、膏肓、天突,有应有不应。夏月三伏中,用白芥子涂法往往获效。方用白芥子净末一两、延胡索一两,甘遂、细辛各半两,共为细末。入麝香半钱,杵匀,姜汁调涂肺俞、膏肓、百劳等穴。涂后麻瞀疼痛,切勿便去。候三炷香足,方可去之。十日后涂一次,如此三次病根去矣。"该法主要运用于对冬季好发遇冷加重的肺系疾病的防治,有较好的临床疗效。

【部位】天突、膻中、定喘、肺俞、膏肓、心俞、膈俞等。

【功效】根据药物不同,分别有温、清、消、补等功效,可温经散寒,祛瘀化饮,亦可止咳,平喘,化痰,散结。

【适应证】虚寒为主的慢性呼吸系统疾病(过敏性鼻炎、支气管炎、支气管哮喘、慢性阻塞性肺疾病)及老年、体虚易感冒、反复咳喘(呼吸道感染)人群,可用于预防其反复发作。

【注意事项】皮肤过敏者慎用,此法可致皮肤发疱,应注意观察。

穴位敷贴操作流程见图 2-5,不良反应及处理见图 2-6。

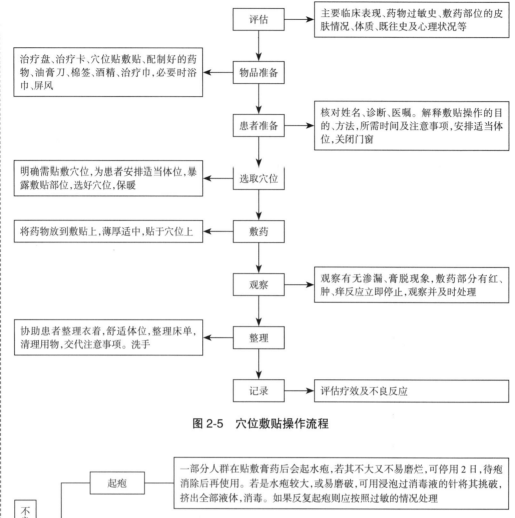

图 2-5　穴位敷贴操作流程

图 2-6　穴位敷贴不良反应及处理

三、刮痧

刮痧疗法是用边缘光滑的硬物器具或手指配合使用相应的润滑剂,在体表特定部位反复进行刮、挤、揪、捏、刺等物理刺激,造成皮肤表面充血、瘀血或点状出血,以防治疾病的一种疗法。其方法包括刮痧、撮痧、挑痧和放痧。主要应用于外感发热、急性加重的呼吸系统疾病。

【部位】刮痧的选穴原则与针灸选穴大致相同,但特别强调刮拭颈部大椎穴周围,背部督脉、夹脊和膀胱经。

【功效】解表祛邪,舒经通络,活血化瘀,行气止痛,清热祛毒,运脾和胃,化浊除湿。

【适应证】感冒、呕吐、中暑、风温肺热病等急性病证。结合拔罐治疗过敏性鼻炎、哮喘、咳嗽。

【注意事项】操作时需动作轻巧,保护皮肤,并且刮痧后不宜立即洗澡。

刮痧操作流程见图 2-7。

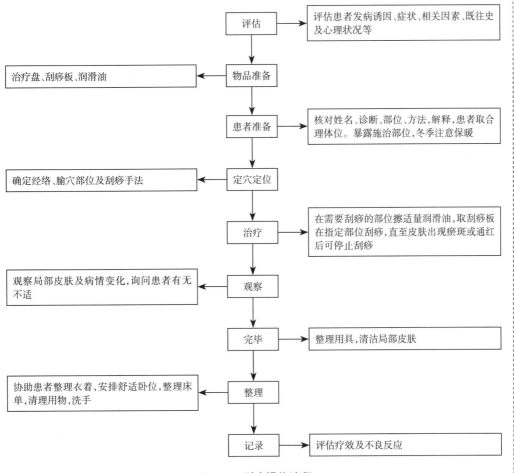

图 2-7　刮痧操作流程

四、拔罐

拔罐法是以罐(玻璃罐、抽气罐、陶瓷罐等)为工具,利用燃火等方法使罐内产生负压,从而吸附于腧穴或病变部位,造成局部充血、瘀血,而达到防治疾病目的的一种疗法。本法可以温通经络,使腠里开泄,正气渐复,瘀滞消散,凝结之气血流通,从而达到防病治病的目的。

【部位】脊背两侧区域,督脉和膀胱经脉穴位,天突、肺俞、大椎、风门、期门和尺泽等穴位。

【功效】振奋阳气,疏散风寒或风热之邪,发汗解肌,活血消肿,清泄肺经郁热,调和气血,调整脏腑经络平衡。

【适应证】外感寒、湿、瘀病症。

【注意事项】使用火罐时应避免医源性烫伤;胸背部腧穴慎用针罐,避免留罐时间过长,以免皮肤起水疱。

拔罐操作流程见图 2-8,不良反应及处理见图 2-9。

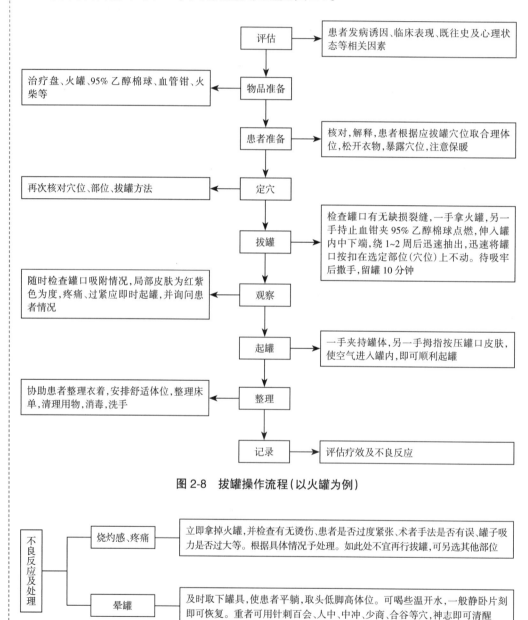

图 2-8 拔罐操作流程(以火罐为例)

图 2-9 拔罐不良反应及处理

五、推拿

推拿是操作者用手或肢体的其他部分按各种特定的技巧和规范化动作,以力的形式在患者体表进行操作,以防治疾病的一种方法。推拿分为软伤推拿和脏腑推拿。脏腑推拿是在中医基础理论指导下,根据脏腑经络学说,在人体体表不同部位及穴位施以特定的推拿手法,以治疗因内脏功能失调导致的内科病症的一种疗法。其具有疏通经络,软坚散结,活血化瘀,调畅气机的作用,对改善肺通气量,调节肺活量,降低气道反应性效果明显。临床常用按法,揉法,推法,振法。

呼吸系统疾病一般多用补益类兼清手法,以按揉推法居多,兼见拍法、捏法、拿法等刺激较强手法。儿童反复呼吸系统感染可用捏脊法治疗。通过对局部及相关穴位刺激,可以增加内、外呼吸肌的肌力,减轻患者喘息、气急的程度,改善呼吸困难。

【部位】腹部、背部、四肢部推拿。

【功效】疏通经络,行气活血,祛瘀止痛,扶正祛邪,调和阴阳。

【适应证】感冒、咳嗽、哮喘、慢性呼吸系统疾病的康复。

【注意事项】手法持久、柔和、有力、均匀、渗透;合并重度骨质疏松者慎用;过饥、过饱、酒后、暴怒及剧烈运动后不宜立即治疗。

推拿操作流程见图 2-10。

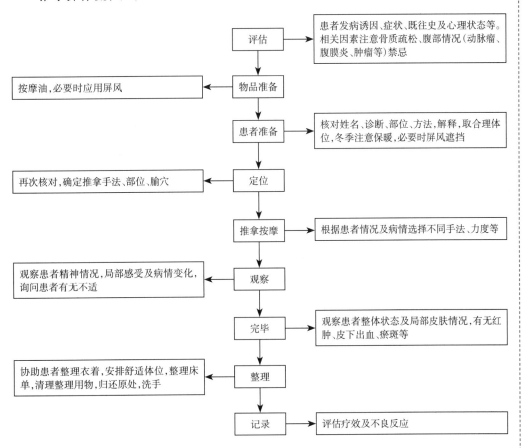

图 2-10　推拿操作流程

六、熏洗

熏洗疗法是用中药煎煮后,先利用蒸汽熏蒸,再用药液淋洗、浸浴全身或局部的一种治疗方法。

【部位】根据病情选择局部(如足部或下肢)或全身。

【功效】温经散寒,疏风通络,行气活血,除湿解毒等。

【适应证】外感寒湿病症,内伤瘀滞、痰瘀病症。

【注意事项】饭前饭后半小时不宜,室温不应低于20℃,控制药汽温度以防烫伤,冬季治疗后走出室外应注意保暖。

熏洗操作流程见图2-11。

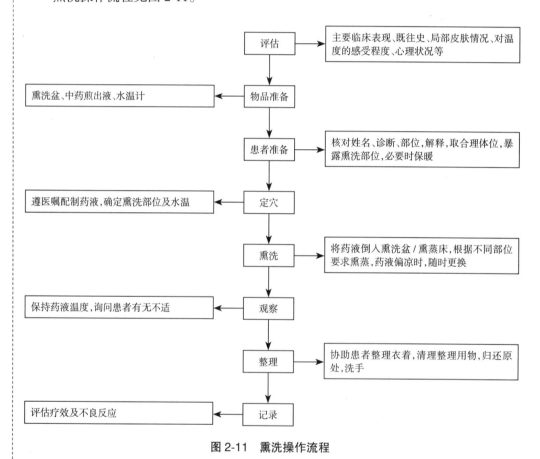

图 2-11　熏洗操作流程

七、中药灌肠

中药灌肠是以中药药液或掺入散剂灌肠以治疗疾病的一种方法,分为保留灌肠和不保留灌肠两种。保留灌肠是指将药液灌入直肠或结肠内,通过肠黏膜吸收以达到治疗疾病的一种方法。其药液温度应以接近肠腔温度为宜,药液量一般每次不超过200ml,时间一般选择在晚上睡前排空大小便后,必要时可先行清洁灌肠,以利于药物的吸收和保留。不保留灌肠主要是刺激肠蠕动,解除便秘、肠胀气;降温、稀释和清除肠道内的有害物质。

【部位】结肠、直肠。

【功效】肺与大肠相表里。魄门为肺气下通的门户,下大肠及通肺腑,可泄腑平喘。近年有研究提出"肺-肠轴"理论,认为消化道菌群的构成和功能的改变通过黏膜免疫系统影响到呼吸道,而呼吸道菌群紊乱也通过免疫调节影响到消化道。中药灌肠主要功效为泄热、解毒、平喘。

【适应证】外感病证,风温肺热、喘证等伴有阳明腑实的呼吸系统疾病;尤其适宜不能配合口服药物患者。

【注意事项】应避免使用对肠黏膜有腐蚀作用的药物。保留灌肠操作前需先了解患者的病变部位,掌握灌肠体位和导管插入的深度,且注意药液温度一般为 39~41℃。用于降温时药液温度一般宜 28~32℃,中暑患者药液温度一般宜 4℃。

中药灌肠操作流程见图 2-12,不良反应及处理见图 2-13。

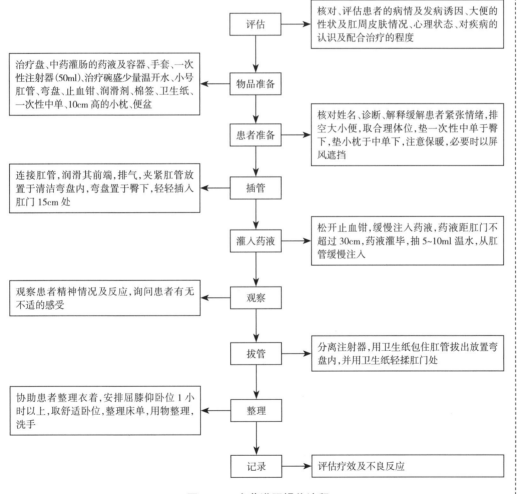

图 2-12 中药灌肠操作流程

| 不良反应及处理 | 腹胀及便意 | 可以深呼吸,放松腹肌,灌肠液面的高度要降低,让流速变慢或者停止片刻。如果脉速、脸色发白、冒冷汗、腹痛,要立即停止灌肠,监护观察 |

图 2-13   灌肠不良反应及处理

(仕　丽)

扫一扫
测一测

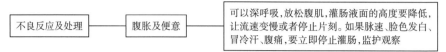 复习思考题

1. 中医学中肺的主要生理功能有哪些?

2. 内伤肺病多与痰邪相关,其具体辨证论治原则是什么?

3. 《素问·灵兰秘典论》云:"肺者,相傅之官,治节出焉",这句话怎么解释?

4. 久病肺虚,可出现哪些肺部相关证候?

5. 为什么在呼吸疾病中应用通腑治法?

第三章

历代医家呼吸内科临床思维

PPT 课件
03章PPT

培训目标

1. 掌握呼吸内科疾病要辨表里、阴阳、虚实、寒热的临床思维。

2. 熟悉重点医家如张机、李杲、张景岳、温病学派等辨治呼吸内科疾病的临床思维。

3. 了解现代名家的呼吸内科疾病的临床思维与经验认识。

第一节　仲景学说的呼吸内科临床思维

张机,字仲景,东汉南阳人。因著有《伤寒论》《金匮要略》,创立了六经辨证,故被后人尊称为医圣。柯琴指出:"仲景之六经,为百病立法,不专为伤寒一科,伤寒杂病,治无二理,咸归六经之节制",俞根初曰:"以六经钤百病,为确定之总诀",可见六经是一个辨证体系。

目前认为经方主要指的是仲景所创立的方剂。对于经方的定义,最早见于《汉书·艺文志》:"经方者……假药味之滋,因气感之宜,辨五苦六辛,致水火之齐,以通闭解结,反之于平。及失其宜者,以热益热,以寒增寒,精气内伤,不见于外,是所独失也。"经方采用的是"本草石之寒温,量疾病之浅深"的辨证思想,即辨病性的寒热,辨病位浅深、表里,即八纲辨证思想。在《伤寒论》中也贯穿着大量的八纲辨证内容,因此有医家提出"六经来自于八纲",强调了六经与八纲的密切关系。

一、强调六经辨治

咳、痰、喘只是单独的症状,仲景强调六经辨证,如"观其脉证,知犯何逆,随证治之"的辨证论治思想已经被我们熟知。表证太阳病可见到喘,辛温解表的麻黄汤可治,如第 35 条:"太阳病,头痛发热,身疼腰痛,骨节疼痛,恶风无汗而喘者,麻黄汤主之"。后世三拗汤治咳喘即脱胎于此。阳明病里热逼迫于肺,肺气宣发肃降失常可以导致咳、喘,如葛根芩连汤、麻杏石甘汤、大承气汤方证等,分别见于第 34 条:"太阳病,桂

41

枝证,医反下之,利遂不止,脉促者,表未解也,喘而汗出者,葛根黄芩黄连汤主之",第63条:"发汗后,不可更行桂枝汤,汗出而喘,无大热者,可与麻黄杏仁甘草石膏汤",第208条:"阳明病,脉迟,虽汗出不恶寒者,其身必重,短气,腹满而喘,有潮热者,此外欲解,可攻里也。手足濈然汗出者,此大便已鞕也,大承气汤主之"。还有素有喘的"喘家,作桂枝汤加厚朴杏子,佳";半表半里病位的少阳病可见到咳,源自于邪在半表半里,上逆于肺,肺失宣降,见于小柴胡汤方证、四逆散方证等,如第96条:"伤寒五六日中风,往来寒热,胸胁苦满,嘿嘿不欲饮食,心烦喜呕,或胸中烦而不呕,或渴,或腹中痛,或胁下痞鞕,或心下悸,小便不利,或不渴,身有微热,或咳者,小柴胡汤主之"。四逆散证也可见咳,如第318条:"少阴病,四逆,其人或咳或悸,或小便不利,或腹中痛,或泄利下重者,四逆散主之。"可见对于咳、痰、喘,强调辨六经论治。

二、注重痰饮水湿与咳、痰、喘的相关性

将《伤寒论》《金匮要略》中相关条文归纳分析,可以发现仲景曾明确指出痰饮与呼吸系统咳、痰、喘疾病的相关性。如《伤寒论》第40条"伤寒心下有水气,咳而微喘,发热不渴。服汤已渴者,此寒去欲解也,小青龙汤主之"。再如温阳化饮的真武汤、清热育阴利水的猪苓汤都有咳喘症状,如316条"少阴病,二三日不已,至四五日,腹痛,小便不利,四肢沉重疼痛,自下利者,此为有水气,其人或咳,或小便利,或下利,或呕者,真武汤主之",第319条"少阴病,下利六七日,咳而呕渴,心烦不得眠者,猪苓汤主之"。

同时仲景在《金匮要略·痰饮咳嗽病脉证并治》篇,将痰饮与咳嗽并列。"问曰:夫饮有四,何谓也? 师曰:有痰饮,有悬饮,有溢饮,有支饮……饮后水流在胁下,咳唾引痛,谓之悬饮……咳逆倚息,短气不得卧,其形如肿,谓之支饮……留饮者,胁下痛引缺盆,咳嗽则辄已……膈上病痰,满喘咳吐,发则寒热,背痛腰疼,目泣自出,其人振振身瞤剧,必有伏饮……咳家,其脉弦,为有水,十枣汤主之。夫有支饮家,咳烦,胸中痛者,不卒死,至一百日或一岁,宜十枣汤。久咳数岁,其脉弱者,可治;实大数者,死。其脉虚者,必苦冒,其人本有支饮在胸中故也,治属饮家。"

通过上述条文,能够看出痰饮水湿与呼吸系统咳、痰、喘关系密切。仲景不仅对饮邪导致咳进行详细描述,同时在治疗咳一症时,亦紧紧围绕从痰饮论治,如:"咳而上气,喉中水鸡声,射干麻黄汤主之","咳逆上气,时时吐唾浊,但坐不得眠,皂荚丸主之","咳而脉浮者,厚朴麻黄汤主之","肺痈胸满胀,一身面目浮肿,鼻塞清涕出,不闻香臭酸辛,咳逆上气,喘鸣迫塞,葶苈大枣泻肺汤主之","咳逆,倚息不得卧,小青龙汤主之"。

由上述条文可见,仲景在《伤寒论》《金匮要略》中,明确指出了水饮上逆与咳喘密切相关。肺为娇脏,水饮凌心则悸、射肺则咳,水饮上逆于肺导致肺气宣发肃降失常而表现为咳、痰、喘。仲景不仅详细描述了痰饮水湿可以导致咳、痰、喘,并提出了当从水饮论治的治疗原则,或解表利饮,或行气利饮,或温化水饮,或攻下水饮等,方虽千变,法却如一,都从痰饮论治,表明了咳喘与水饮密切相关,也开创了从水饮论治的法门。

三、痰饮水湿导致咳、痰、喘的病机

痰饮水湿是病理产物,也是致病因素,痰饮水湿导致咳、痰、喘临床并不少见。《温热经纬·叶香岩三时伏气外感篇》指出:"水湿久渍,逆行犯肺,必生咳嗽喘促,甚则坐不得卧,俯不得仰,危期速矣"。其实就是体现了痰饮水湿与咳、痰、喘的关系。临床上心功能不全的呼吸困难、喘憋,往往在利尿之后症状缓解,和中医从水饮论治的理念是一致的。

四、以小青龙汤为例看咳、痰、喘的治疗

小青龙汤在《伤寒论》《金匮要略》共5见。《伤寒论》第40条:"伤寒表不解,心下有水气,干呕发热而咳,或渴,或利,或噎,或小便不利,少腹满,或喘者,小青龙汤主之",第41条:"伤寒心下有水气,咳而微喘,发热不渴,服汤已渴者,此寒去欲解也,小青龙汤主之",《金匮要略》:"咳逆,倚息不得卧,小青龙汤主之","病溢饮者,当发其汗,大青龙汤主之;小青龙汤亦主之","妇人吐涎沫,医反下之,心下即痞,当先治其吐涎沫,小青龙汤主之。涎沫止,乃治痞,泻心汤主之"。

小青龙汤方:麻黄(去节)、芍药、细辛、干姜、甘草(炙)、桂枝(去皮)各三两,五味子半升,半夏半升(洗)。

从条文可以看出,小青龙汤的病机为"伤寒表不解,心下有水气",为解表温化水饮的代表方剂,故而小青龙汤方证常被称为外邪里饮证。外邪即表属太阳,里饮为里属太阴,故小青龙汤方证为表里合病,太阳太阴合病。太阳表不解,用麻黄、桂枝、芍药、甘草合用解表,心下有水气为太阴水饮内停,用半夏、细辛、干姜、五味子温阳化饮,符合"病痰饮者当以温药和之"的治疗原则。故而小青龙汤方证是典型的太阳太阴合病,多称为外邪里饮或表寒里饮证。其临床主要症状为呼吸系统的咳、喘、咳逆倚息不得卧等。

对于外邪里饮证型的治疗,以小青龙汤为典型代表开创了外邪里饮证治法门。治疗当遵循表里双解,不可偏废表里。因为外邪里饮情况下,表不解则气机失宣,里饮则遏阻气机,外邪与里饮互相牵制,故此时当表里双解,解表兼以祛饮。若不解表而单纯祛饮,则饮邪不除。反之不祛饮而解表,则激动里饮而多变证。

小青龙汤为太阳太阴合病的外邪里饮证的典型代表方剂。同时仲景也提出了小青龙类方,即射干麻黄汤、厚朴麻黄汤。将此三方作为外邪里饮类方,有利于加深对外邪里饮的临床认知。故而在此对三方方证进行鉴别。其中射干麻黄汤、厚朴麻黄汤出自《金匮要略·肺痿肺痈咳嗽上气病脉证治》。

射干麻黄汤:咳而上气,喉中水鸡声,射干麻黄汤主之。方药组成:射干三两,麻黄四两,生姜四两,细辛三两,紫菀三两,款冬花三两,五味子半升,大枣七枚,半夏(洗)半升。

厚朴麻黄汤:咳而脉浮者,厚朴麻黄汤主之。方药组成:厚朴五两、麻黄四两、石膏如鸡子大、杏仁半升、半夏半升、干姜二两、细辛二两、小麦一升、五味子半升。

对比可以发现,以上三方的方药组成、治法思路等高度相似,故称之"为外邪里饮三方"。射干麻黄汤、厚朴麻黄汤因条文简练,从原文甚难把握临床方证。故以小青

龙汤为底方,来解析射干麻黄汤、厚朴麻黄汤的临床应用(表3-1)。

表 3-1　外邪里饮三方方证

方剂	温化水饮	解表	不同药物	条文
小青龙汤	半夏、细辛、姜(干姜,生姜)、五味子	麻黄三两、桂枝三两、芍药三两	干姜、甘草	伤寒表不解,心下有水气,干呕发热而咳,或渴,或利,或噎,或小便不利,少腹满,或喘者,小青龙汤主之
射干麻黄汤		麻黄四两、生姜四两	射干、紫菀、款冬、大枣	咳而上气,喉中水鸡声,射干麻黄汤主之
厚朴麻黄汤		麻黄四两	厚朴、杏仁、石膏、干姜、小麦	咳而脉浮者,厚朴麻黄汤主之

1. 三方从方药组成,以方测证来看,都有麻黄解表,半夏、细辛、姜(干姜、生姜)、五味子温中化饮,故皆属于太阳太阴合病的外邪里饮证。其中以小青龙汤为典型代表方剂。

2. 三方解表力度分析　三方都有麻黄,小青龙汤麻黄为三两,臣以桂枝、芍药;射干麻黄汤、厚朴麻黄汤为麻黄四两。其中射干麻黄汤有生姜四两,厚朴麻黄汤中有石膏可减弱麻黄发汗力度。故发汗解表而言,小青龙汤发汗解表力量最大,射干麻黄汤次之,厚朴麻黄汤最弱。

3. 温中化饮力度而言　三方共用干姜、半夏、细辛、五味子温中化饮,其中射干麻黄汤为生姜。生姜、干姜皆具有温中化饮力度。小青龙汤中干姜、甘草有甘草干姜汤方义。射干麻黄汤中生姜、半夏有小半夏汤方义。故温中化饮力度以小青龙汤最大,射干麻黄汤次之,厚朴麻黄汤略弱。

4. 射干麻黄汤有紫菀、款冬、射干。其中紫菀、款冬为常用对药,射干麻黄汤中紫菀、款冬、射干皆具有主治咳逆上气,款冬、射干有利咽治疗喉痹作用。故射干麻黄汤条文主治"咳而上气,喉中水鸡声"。突出了咳逆上气和咽喉部症状。

5. 厚朴麻黄汤中有厚朴、杏仁、石膏。厚朴、杏仁同用始见于《伤寒论》,如18条:"喘家,作桂枝汤加厚朴杏子,佳",43条:"太阳病,下之微喘者,表未解故也,桂枝加厚朴杏子汤主之"。厚朴、杏仁苦温行气祛饮,同用偏于治咳喘上气。后世温病治疗气分湿热的著名方剂三仁汤中杏仁、厚朴同用,体现了上焦宜宣、中焦宜畅的治疗理念。厚朴麻黄汤与小青龙加石膏汤证更为相似。

需要注意,从条文来看,仲景多从痰饮水湿论治咳、痰、喘,因此对于痰饮水湿需要引起我们的重视。痰饮水湿停聚于体内,可为有形,亦可为无形。阻碍气机流通,同时亦可随气机周流无处不到。因此痰饮水湿所致病症与气机升降出入失调密切相关,可表现于多部位,与表里、上下密切相关。射干麻黄汤的咳逆上气、喉中水鸡声,厚朴麻黄汤的咳而脉浮,以方测证来看,皆是痰饮水湿与气机互相影响,气机不降而反逆,故咳。水气夹杂上入喉间,为呼吸之气所激,则作声如水鸡。

临床遵循先辨六经继辨方证的诊治思路。对于外邪里饮证,仍需细辨小青龙汤、射干麻黄汤、厚朴麻黄汤等方证,以求得方证相应而治愈疾病。外邪里饮证以小青龙汤为典型代表方,其中射干麻黄汤偏于咳喘而咽部症状突出如可闻及喉中哮鸣音等;厚朴麻黄汤胸闷喘咳短气症状突出,且兼有阳明里热可见烦躁等,与小青龙加石膏汤证更为相似。

（王玉光　马家驹）

第二节　李杲的呼吸内科临床思维

李杲,字明之,晚号东垣老人,宋金时真定(今河北正定县)人,金元四大家之一。师从易水学派张元素,创立了"脾胃学说",在治病过程中重视内伤、强调脾胃的作用,又被称为补土派,主要著作有《脾胃论》《兰室秘藏》《内外伤辨惑论》等。

一、辨治外感需重视内伤基础

呼吸系统疾病要辨外感和内伤。在临床实践中体会到,外感病与内伤之间有着非常密切的关系。深刻地认识外感病的内伤基础,认识内伤病证与外感病证的相互影响,不仅对外感病的辨治有重要的意义,对内伤病证的辨治也有一定的价值。

"正气存内,邪不可干","邪之所凑,其气必虚"的至理名言指出了正气虚对发病的决定性影响。导致正气虚的原因固然是多方面的,内伤是其中重要的和普遍的因素。不同的内伤常招引不同的病邪而发病,其发病呈现出内伤外感并存的局面。内伤基础上更容易外感。尤其在外感病的发病中,"邪盛而突发"与"正虚于一时"是不可或缺的两方面,任何可导致这种状态出现的因素都可以是外感病病史的一部分。

通常外感病发病急骤,先标实表现突出而后现本虚。有内伤时发病则可缓可急。急则更急,缓则更缓。首发时即可以有"本虚"出现。心火上炎者感外邪,发病更为急骤;肺脾气虚者感外邪多缓慢起病;肺胃肾阴虚者甚至可因冬天居室内暖气热而感"燥邪"发病,呈现内外燥并存的局面。

具有肺系内伤基础的患者,如素患喘证、哮病、肺胀、痰饮等肺系病者,即使是正常六气的环境中也可能"着凉"而表现出外感病的特征。此时恶寒发热,原有咳喘加重,痰色转黄,痰量增多。体弱者可不发热,痰黏不畅而胸闷憋气转剧。通常肺系疾病患者在夏季不易犯病,这可能是夏天阳气重对人体阳气有所加强的缘故。同时内伤基础的存在明显地影响着外感病的转归预后。对肺胀患者来说,即使一次感冒也可能诱发神昏、水肿而导致死亡。

二、发热辨外感内伤

发热是呼吸内科常见症状之一,发热可以见于外感疾病,也可见于内伤疾病。李杲对内伤发热与外感发热的鉴别,论述非常细致。他认为外感风寒之病与饮食劳倦内伤之病均有寒热,但热型不同。前者是寒邪伤于皮毛,病在于表,寒热并作,即恶寒发热同时出现,必待邪传于里,恶寒乃罢。后者是脾胃内伤,病在于里,寒热不齐,即恶寒是常常有之,平时已卫阳不足,不能抵御风寒,所以形寒畏寒;而且见风见寒,或居阴寒处,或背阴无阳光处,则更明显而且敏感。至于躁热,则间而有之,下焦阴火上冲时才出现。此两者不齐,即躁热时已不恶寒,恶寒时并不躁热。

三、甘温除大热的理论依据

李杲所处的时代背景为金元时期,正值战乱,疫病流行之时,他在《内外伤辨惑论》中记载:"京师戒严……解围之后,都人之不受病者,万无一二……大抵人在围城中,饮食不节,及劳役所伤,不待言而知。由其朝饥暮饱,起居不时,寒温失所,动经三两月,胃气亏乏之久矣"。在饥荒、劳倦的战乱期间,加上时医误治,受发热疾苦者多见脾胃气虚。在此背景下,李杲在其师张元素脏腑辨证影响下,结合《黄帝内经》对内伤发热的阐释,提出此种状态并非外感而致,脾胃虚弱、元气亏损是其发热的核心病机,由此创立了脾胃内伤学说,并衍生出解释内伤发热的(阴火)学说。

李杲《内外伤辨惑论·饮食劳倦论》:"苟饮食失节,寒温不适,则脾胃乃伤;喜怒忧恐,劳役过度,而损耗元气。既脾胃虚衰,元气不足,而心火独盛……火与元气不两立,一胜则一负……故脾胃之证,始得之则气高而喘,身热而烦,其脉洪大而头痛,或渴不止,皮肤不任风寒而生寒热……苟误作外感有余之病而反泻之,则虚其虚也……然则奈何? 曰:惟当以甘温之剂,补其中,升其阳……则愈。《内经》曰:'劳者温之','损者温之'"。"盖温能除大热,大忌苦寒之药泻胃土耳。今立补中益气汤"。就是"甘温除大热"的由来。

李杲创立的补中益气汤作为甘温除热代表方,至今影响巨大。强调"以辛甘温之剂,补其中而升其阳,甘寒以泻其火"。应用甘温除热法关键在于把握发热病机,即元气亏虚、虚火上乘。临床实践中不受"大热"拘束。邓铁涛认为:甘温除大热有其特定的含义,即指气虚抑或阳虚所致之发热,其发热程度可随阳气虚衰、虚阳亢奋的程度不同而不同,亢奋程度重的则发高热,否则发低热。关键在于抓住气虚或阳虚这一本质。

张景岳认为:"补中益气汤虽曰为助阳也,非发汗也,然实有不散而散之意",提出甘温除热不仅可泛治劳倦内伤发热之证,对气虚兼外感之发热证也适宜。说明运用甘温除热法应符合机体正气不足的临床表现,而无关邪气盛衰。正气与邪气的盛衰决定热势,而不论热势高低、病程长短,均可作为治疗热病的思路。

临床应用甘温除大热,需要注意阴虚发热则非所宜,热病发热尤当忌用。一是甘温之品易伤津耗液,单纯的阴虚发热用之无疑是抱薪救火;二是单纯正气不虚的外感发热或属热病之实证者,亦当忌用。此外,外感发热无气虚表现者,亦不在适用范畴。故用甘温除热之法贵在辨证知机,随病机所宜而设方,不能通治也。

四、李杲甘温除大热思想的临床应用

简言之,"甘温除大热"的"甘温"是指补中益气汤为代表的一类处方,"大热"是指气虚发热证。即用甘温的补中益气汤解除气虚发热证之意。后人亦称之为"气虚发热"者。

《续名医类案》载:"陈三农治一友,饮食不均,远行劳倦,发热烦闷,症类伤寒,医禁食不与。诊之,言语轻微,手背不热,六脉数而软,此真气不足,非有外邪也。力勉其进粥,乃与甘温大补之剂,恪服数日,热退而安"。

五、李杲从脾胃内伤论治呼吸系统慢性疾病

李杲注重脾胃,曾提出"脾胃一虚,肺气先绝",在《脾胃论》有《胃虚元气不足诸病所生论》专篇,《脾胃论·饮食劳倦所伤始为热中论》言:"若饮食失节,寒温不适,则脾胃乃伤……既脾胃气衰,元气不足……火与元气不两立,一胜则一负……此皆脾胃之气不足所致也",又曰:"肺金受邪,由脾胃虚弱,不能生肺,乃所生受病也。故咳嗽气短、气上,皮毛不能御寒,精神少而渴,情惨惨而不乐,皆阳气不足,阴气有余,是体有余而用不足也"。李杲在《脾胃论》升阳益胃汤方后注提出:"脾胃虚则肺最受病"。

肺为储痰之器,脾为生痰之源,更是指出肺脾关系密切。土能生金,从五行脏腑学说也十分强调肺脾的关系。呼吸系统疾病多具有反复发作咳、痰、喘的特点,属于内伤。虽然李杲并未系统论述呼吸系统疾病的诊治思维,但其内伤学说对于呼吸系统慢性疾病的反复发作,具有一定的指导意义,可从肺脾论治。李杲在五脏用药的基础上,引入升降浮沉用药法,体会气机升降浮沉补泻,也有助于理解东垣学术思想。

李杲从脾论治的思路,具体体现在补中益气汤、升阳益胃汤、补脾胃泄阴火升阳汤、清暑益气汤等。理解其从脾胃内伤学说论治的临床思维,对呼吸系统疾病的治疗具有较强的借鉴意义。

(王玉光)

第三节 张景岳的呼吸内科临床思维

张介宾,字会卿,号景岳,浙江会稽(今浙江绍兴)人。明代杰出医学家,因善用熟地黄,人称"张熟地",著有《类经》《景岳全书》等中医学经典著作,学术思想对后世影响很大。张景岳在《景岳全书·杂证谟》中设立咳嗽、喘促、痰饮三节系统论述呼吸系统疾病。

一、强调八纲辨证的指导

张景岳对内经研习近三十年,著有《类经》,因其深受内经学术影响,故而《景岳全书》中重视并坚持阴阳、表里、寒热、虚实的辨证法。虽然并无提出八纲一词,但实际上已经是八纲辨证。因此张景岳在治疗咳、痰、喘上也贯穿着八纲辨证思想。如《景岳全书·传忠录》中指出:"凡诊病施治,必须先审阴阳,乃为医道之纲领。阴阳无谬,治焉有差?医道虽繁,而可以一言蔽之者,曰阴阳而已",又曰:"六变者,表、里、寒、热、虚、实也,是即医中之关键,明此六者,万病皆指诸掌矣;明此六变,明此阴阳,则天下之病,固不能出此八者"。

"十问歌"最早出自《景岳全书·传忠录·十问篇》,后经清代陈修园修改后演变成目前的版本。"十问歌"我们都耳熟能详,其目的是帮我们全面采集四诊信息,为辨证提供依据。张景岳自己注解:"上十问者,乃延医之要领,临证之首务也。明此十问,则六变具存,而万病形情俱在吾目中矣"。

二、从表里(外感内伤)论治咳嗽

目前临床沿用的咳嗽辨外感内伤的临床思维即源自于景岳。其曰:"咳嗽一证,窃见诸家立论太繁,皆不得其要,多致后人临证莫知所从,所以治难得效。以余观之,则咳嗽之要,止惟二证。何为二证,一曰外感,一曰内伤而尽之矣。总之,咳证虽多,无非肺病,而肺之为病,亦无非此二者而已,但于二者之中,当辨阴阳,当分虚实耳"(表3-2)。

表 3-2 张景岳辨治咳嗽

辨阴阳	辨标本		治法	代表方	兼证
盖外感之咳,阳邪也,其来暴	盖外感之咳,其来在肺,故必由肺以及脏,此肺为本而脏为标也	因于寒邪,可温可散,其治易	阳邪自外而入,故治宜辛温,邪得温而自散也	外感之嗽,无论四时,必皆因于寒邪,盖寒随时气入客肺中,所以致嗽。但治以辛温,其邪自散,惟六安煎加生姜为最妙。凡属外感,悉宜先以此汤加减主之	然外感之邪多有余,若实中有虚,则宜兼补以散之
内伤之咳,阴病也,其来徐	内伤之咳,先因伤脏,故必由脏以及肺,此脏为本而肺为标也	因于阴虚,宜补宜和,其治难	阴气受伤于内,故治宜甘平养阴,阴气复而嗽自愈也	凡内伤之嗽,必皆本于阴分。故凡治劳损咳嗽,必当以壮水滋阴为主,庶肺气得充,嗽可渐愈,宜一阴煎、左归饮、琼玉膏、左归丸、六味地黄丸之类择而用之	内伤之病多不足,若虚中夹实,亦当兼清以润之

在张景岳之前,咳嗽的辨证较为复杂,张景岳化繁为简,提出从外感、内伤辨咳嗽,也是强调了八纲的表里辨证,外感者即表证,内伤者即里证。"大都咳嗽之因,无出于此,于此求之,自得其本,得其本则治之无不应手,又何有巢氏之十咳证,陈氏之三因证,徒致乱人心目而不得其际也,留心者其熟味此意"。

咳嗽虽然并称,但有声无物谓之咳,有痰无声谓之嗽。张景岳对咳、嗽分开论治。将六安煎作为外感代表方,源自于其独到认识。"盖外感之嗽,必因风寒,风寒在肺,则肺气不清,所以动嗽,动嗽然后动痰,此风邪痰嗽之本,本于外感,非外感本于痰也⋯⋯风寒之痰,以邪自皮毛内袭于肺,肺气不清,乃致生痰,是即伤寒之类。但从辛散,其痰自愈。宜六安煎、二陈汤,甚者,小青龙汤之类主之。"

三、从虚实辨治喘证

张景岳辨治喘证,坚持八纲辨证。因喘证病程长,故先辨虚实。其曰:"气喘之病,最为危候,治失其要,鲜不误人,欲辨之者,亦惟二证而已。所谓二证者,一曰实喘,一曰虚喘也。此二证相反,不可混也"。

张景岳强调从虚实辨治喘证,但怎么辨别虚实?《素问·通评虚实论》曰:"邪气盛则实,精气夺则虚"。《景岳全书·传忠录·虚实篇》曰:"故凡诊病者,必当先察元气为主,而后求疾病"。张景岳强调从邪气实、元气虚的角度去辨证:"盖实喘者有邪,邪气实也;虚喘者无邪,元气虚也"(表3-3)。

表3-3　张景岳从虚实辨治喘证

	症状	望诊		脉诊
实喘者有邪,邪气实也	实喘者气长而有余	实喘者胸胀气粗,声高息涌,膨膨然若不能容,惟呼出为快也	此其一为真喘	气盛有邪之脉,必滑数有力
虚喘者无邪,元气虚也	虚喘者气短而不续	虚喘者慌张气怯,声低息短,惶惶然若气欲断,提之若不能升,吞之若不相及,劳动则甚,而惟急促似喘,但得引长一息为快也	一为似喘	气虚无邪之脉,必微弱无神

　　张景岳强调脉证,在《景岳全书·脉神章》篇重点描述脉诊,强调以脉诊分虚实,如"总之虚实之要,莫逃乎脉"。《景岳全书·传忠录·十问篇》曰:"总之,求脉之道,当以有力无力辨阴阳,有神无神察虚实。"可见,张景岳从邪气实、元气虚的角度去辨虚实,最终由脉诊来判定。

　　张景岳对于哮喘论治也从虚实角度。"喘有夙根,遇寒即发,或遇劳即发者,亦名哮喘,未发时以扶正气为主,既发时以攻邪气为主。扶正气者,须辨阴阳,阴虚者补其阴,阳虚者补其阳。攻邪气者,须分微甚,或散其风,或温其寒,或清其痰火。"同时要顾护元气,其中以肾为要,因病情反复发作存在虚证,"然发久者气无不虚,故于消散中宜酌加温补,或于温补中宜量加消散。此等证候,当拳拳以元气为念,必使元气渐充,庶可望其渐愈,若攻之太过,未有不致日甚而危者"(表3-4)。

表3-4　喘证的辨证要点及治法

病机	辨证要点	治法	方药
实喘之证,以邪实在肺也,肺之实邪,非风寒则火邪耳	盖风寒之邪,必受自皮毛,所以入肺而为喘,火之炽盛,金必受伤,故亦以病肺而为喘	治风寒之实喘,宜以温散;治火热之实喘,治以寒凉	凡风寒外感,邪实于肺而咳喘并行者,宜六安煎加细辛或苏叶主之。治风寒之实喘,宜以温散;治火热之实喘,治以寒凉
凡虚喘之证,无非由气虚耳。气虚之喘,十居七八	但察其外无风邪,内无实热而喘者,即皆虚喘之证	但察其表里无邪,脉息微弱无力,而诸病若此,悉宜以贞元饮主之,加减如本方,其效如神	老弱人久病气虚发喘者,但当以养肺为主。凡阴胜者宜温养之,阳胜者宜滋养之

四、从虚实治痰

　　张景岳论治痰,也是秉承辨虚实的观点,实者可以祛痰,虚者需要从元气入手,并强调痰为标,需要从本论治,其本在脾肾。

　　张景岳通过批评河间"谓治嗽当先治痰,嗽必因痰,故胜其痰而嗽自愈"的观点,引申出痰非病之本,而是病之标。其曰:"痰非病之本,而痰惟病之标耳",又曰:"不知痰之为病,必有所以致之者。如因风因火而生痰者,但治其风火,风火息而痰自清也。

因虚因实而生痰者,但治其虚实,虚实愈而痰自平也。未闻治其痰而风火可自散,虚实可自调者,此所以痰必因病而生,非病之因痰而致也"。

张景岳指出痰之根源在于元气不能运化,水谷精微停聚而为痰饮。痰涎之作,必由元气之病,故治痰治本当从元气入手。不能单纯攻邪,故指出:"不知正气不行,而虚痰结聚,则虽竭力攻之,非惟痰不可去,而且益增其虚";"又孰知痰之可攻者少,而不可攻者多也。故凡将治痰者,不可不先察虚实";"治痰当知求本,则痰无不清。若但知治痰,其谬甚矣。故凡痰因火动者,宜治火为先。痰因寒生者,宜温中为主。风痰宜散之,非辛温不可也。湿痰宜燥之,非渗利不除也"。提出从虚实论治痰,不可见痰则攻痰(表3-5)。五脏之病,虽俱能生痰,然无不由乎脾肾。凡是痰证,非此则彼,必与两脏有涉。

表 3-5   张景岳从虚实论治痰

诊断	治法	难易程度
但察其形气病气俱属有余者,即实痰也;实痰者何?谓其元气犹实也	凡可攻者,便是实痰;此则宜行消伐,但去其痰,无不可也	实痰本不多,其来也骤,其去亦速,其病亦易治,何也?以病本不深也。实痰无足虑
但察其形气病气本无有余者,皆虚痰也;虚痰者何?谓其元气已虚也	不可攻者,便是虚痰;此则但宜调补,若或攻之,无不危矣	虚痰反多甚,其来则渐,其去则迟。其病亦难治,何也?以病非一日也。最可畏者,惟虚痰耳

张景岳强调实痰可攻,但虚痰必须从元气论治,补元气之虚。对于实痰,可以适当祛痰。如"诸家治痰之法,多有治其标者,虽不可执,亦不可废也,痰因表者汗之,因里者下之,挟湿者分利之。痰在膈上,必用吐法,泻亦不去。胶固稠浊之痰,必用吐"。

痰为多种肺系疾病的病因,张景岳认为"又有痰喘之说,前人皆曰治痰,不知痰岂能喘,而必有所以生者,此当求其本而治之","不知痰之为病,必有所以致之者。如因风因火而生痰者,但治其风火,风火息而痰自清也。因虚因实而生痰者,但治其虚实,虚实愈而痰自平也。未闻治其痰而风火可自散,虚实可自调者,此所以痰必因病而生,非病之因痰而致也"。

张景岳强调痰本于外感,故治嗽当先治痰的观点是不对的,他提出通过治疗外感达到治痰目的,同时也解释了为何临床采用二陈之属治疗外感之嗽。"然治外感之嗽者,诚惟二陈之属为最效,又何故也?盖南星、半夏、生姜、陈皮、枳壳之类,其味皆辛,辛能入肺,辛能散寒,寒邪散则痰嗽自愈,此正所以治本,而实非所以治痰也"。可见其用六安煎、二陈汤之属的目的是辛散寒邪来治疗外感,外感已则痰嗽自愈,并非从痰的角度去治疗。虽然六安煎能治痰,但用六安煎的本意却不是治痰,而是从祛邪解表散寒入手的。

张景岳曰:"外感之嗽,无论四时,必皆因于寒邪,盖寒随时气入客肺中,所以致嗽。但治以辛温,其邪自散,惟六安煎加生姜为最妙"。六安煎是二陈汤(陈皮、半夏、茯苓、甘草、生姜)基础上加入杏仁、白芥子,本身具备辛温发散解表的作用。张景岳指出:"若冬月风寒感甚者,于本方加麻黄亦可,或用小青龙汤、华盖散、三拗汤之类主之";又于六安煎方后注曰:"若冬月严寒邪甚者,加麻黄、桂枝亦可;若风胜而邪不甚者,加防风一钱,或苏叶亦可"。可见有表邪轻重的不同,若外感风寒邪气重,可加入麻黄、桂枝。

《景岳全书》是一本集大成的著作,张景岳的学术思想强调阴阳、八纲辨证思想,对当代的中医内科的辨治思想影响颇深,如当前咳嗽辨外感内伤、喘证分虚实、实喘从肺论治、虚喘从肾论治等皆出自张景岳。

张景岳治疗咳痰喘常用的二陈汤、六安煎、贞元饮、金水六君煎四方关系见表3-6。

表3-6　张景岳四方关系表

方剂	共同药物	补肾	加味	备注
二陈汤	陈皮、半夏、茯苓、炙甘草、生姜	—	—	
六安煎	陈皮、半夏、茯苓、炙甘草、生姜、	—	杏仁、白芥子	二陈汤加杏仁、白芥子
贞元饮	—	熟地黄、当归、炙甘草	—	熟地黄剂量大,七八钱,甚者一二两
金水六君煎	陈皮、半夏、茯苓、炙甘草、生姜		—	小剂量贞元饮基础上合入二陈汤

张景岳认识到呼吸系统疾病咳、痰、喘治疗的复杂性,如:"肺属金,为清虚之脏,凡金被火刑则为嗽,金寒水冷亦为嗽;盖风寒之邪,必受自皮毛,所以入肺而为喘,火之炽盛,金必受伤,故亦以病肺而为喘"。他还明确指出内伤的嗽证及内伤的喘证,治疗难度大:"邪实者,其来暴,其治亦易,虚损者,其来徐,其治亦难","所以劳损之嗽,最为难治,正以其病在根本,而不易为力也"。从虚实角度来看,内伤咳嗽多虚,虚喘病机及治法更为复杂一些。从表里角度来看,实喘多由外感因素存在,故外感咳嗽、实喘相对容易治疗。表证虽然容易治疗,但辨证错误,不明表里,如"外邪证多有误认为劳伤",若给予错误治疗,则"伤风不愈变成劳"。故张景岳反复强调:"故医于此证,最当详察在表在里,及新邪久病等因,脉色形气等辨,辨得其真"。

(王玉光)

第四节　温病学派的呼吸内科临床思维

温病学形成经历了一个漫长的历史过程,《黄帝内经》首次提出温病病名,并对温病病因、证、脉、治等方面都有论述。《伤寒论》在广义伤寒的范畴内论述温病,谓:"太阳病,发热而渴,不恶寒者,为温病。"宋金元时期是温病的成长阶段,这一时期温病学在理、法、方、药诸方面都有重大的发展,在不断变革的基础上,逐渐从《伤寒论》体系中分化出来。刘完素创造性地提出"六气皆从火化"的观点,为寒凉清热为主治疗温病的学术形成奠定了理论基础。明清时期是温病学形成阶段,诞生了吴有性、叶桂、薛雪、吴瑭、王士雄等温病医家,在此时期,温病学在中医热病治疗方面取得了划时代的成就。

21 世纪以来,疾病谱发生了重大变化,既往严重危害人类健康的传染病、感染性疾病已得到控制或消灭,但新发呼吸道传染病如严重急性呼吸综合征、人感染高致病性禽流感、甲型流感、新型冠状病毒肺炎等不断发生,基于温病学说理论,采取中医药干预治疗,发挥了重要作用。

一、温病学术在急性发热性呼吸道传染病中的应用

急性发热性呼吸道传染病如 SARS、流行性感冒、人感染高致病性禽流感、新型冠状病毒肺炎等疾病属中医"温病"范畴,中医治疗此类疾病具有一定的优势。中医学认为急性发热性呼吸道传染病是温热病邪引起的热象偏重、易化燥伤阴的一类外感疾病,有传染性、流行性、季节性、地域性,发病急骤,来势较猛,病变快,病情重。表现为人体"卫气营血"与三焦所属脏腑在温热病邪的作用下的功能失调和实质损害,不仅具有发热症状,而且热势较高,伴有烦渴、舌红、苔黄等热象。病程中易化燥伤阴,内陷生变,从而出现斑疹、吐衄、神昏、惊厥等症状。叶桂提出的卫气营血理论及吴瑭倡导的三焦理论都是指导急性发热性呼吸道传染病辨证施治的经典理论。

运用温病理论阐述急性发热性呼吸道病演变规律,认识、判断疾病病情程度,评价预后。SARS、甲型 H1N1 流感与人感染 H7N9 禽流感等呼吸道传染病虽然致病病毒、发病时节不同,但从发生、发展及转归、预后规律来看,具有诸多相似之处,均遵循温病"卫气营血""三焦"传变规律。因此,治疗卫分、气分病尤为重要,但不能只顾及卫表,应在重视当前病情同时,考虑到传变的可能,依据卫气营血理论积极改变传变趋势,防止病情进一步恶化。温病的疾病进程是一个不断发展、不断演变的过程,这种演变不仅表现为临床证候的变化,而且反映了内在病机的转化,临床辨证在动态观察过程中,以卫气营血作为识别传变的准则,对不断变化着的证候进行辨别分析,就可以从本质上揭示其演变趋向,判断病位深浅、病情严重程度,从而判断疾病发展和预后。

运用温病理论确定治疗原则,指导用药。无论何种病邪都可以造成人体脏腑功能失调和实质损害,温病的主因是温邪,因此祛除温邪是治疗温病的关键。SARS、甲型 H1N1 流感与人感染 H7N9 禽流感等急性呼吸道传染病在不同季节发病,其病邪性质有风热、暑热、湿热、燥热等区别,这些病邪侵袭人体,具有各自的致病特点,故要审证求因,审因论治,如表现为风热在表当用疏风泄热,选用银翘散、桑菊饮;若表现为暑湿在表或燥热在表,则分别采用清暑化湿透表或疏表润燥法,可选新加香薷饮、桑杏汤治疗。

在急性发热性传染病的发生发展过程中,病邪导致卫气营血和三焦所属脏腑的功能失调和实质损害,病理变化不同,所用治法亦不相同,因此在治疗中需要卫气营血、三焦、脏腑辨证有机结合。在急性发热性传染病的辨证中,辨明疾病所处阶段、卫气营血的病理变化尤为重要,叶桂提出的"卫之后方言气,营之后方言血"概括了病邪入侵的浅深层次、病变症情轻重及相互传变,提出了不同阶段的治疗原则:"在卫汗之可也,到气才可清气,入营犹可透热转气……入血就恐耗血动血,直须凉血散血",在临床实践中可根据具体病情灵活应用。

"温邪上受,首先犯肺","口鼻之气,通乎天气",故外感邪气每易通过人的口鼻呼吸而侵入机体,正如吴瑭所说:"肺病逆传,则为心包;上焦不治,则传中焦,胃与脾

也;中焦病不治,即传下焦,肝与肾也,始于上焦,终于下焦"。在治疗方面遵循吴瑭提出的三焦治法:"治上焦如羽,非轻不举","治中焦如衡,非平不安","治下焦如权,非重不沉"。在急性发热性传染病初起,邪在肺卫,宜用质轻辛凉之品,清宣上焦邪热。病邪传入中焦,用药既不可轻清越上,又不可重坠趋下,宜平衡气机升降为准。病邪传入下焦,耗伤真阴,以质重咸寒之品填补肝肾之阴为主要方法。

急性发热性传染病治疗过程中虽然强调祛邪为首要,但亦要顾及患者体质、有无兼夹宿邪、有无兼夹他脏疾病等。如肾水不足者,在病变过程中,阳明的邪热每易乘虚深入下焦肝肾,治疗时,除清泄阳明邪热外,还可适当加入咸寒之品滋养肾阴,以防患于未然。痰热阻肺、肠腑热结证也是临床常见证,其病位在肺和肠两处,病理因素有痰热和里实热结两端,且两者相互影响,互为因果,故治疗必须清下合用,以宣白承气汤既清肺化痰又泄热攻下。

在急性发热性传染病治疗过程中,注重正气的调养和顾护。在急性发热性传染病发生发展过程中,温热邪气自始至终损伤人体阴液,病到后期尤其突出,阴液的耗损程度与疾病的发展及其预后密切相关,正如古人云:"留得一份津液,便有一分生机",因此,在急性发热性传染病初起就应该时刻顾护阴液,若后期阴液耗伤明显,便要以救阴为务。阴伤热邪仍在者,当与他法同用,常配合滋阴解表法、滋阴攻下法、滋阴清热法等。

二、肺系湿热病症的治疗

湿热病有两种含义,一是指外感湿热病邪所引起的湿热类温病,二是指临床各种疾病当中不论外感或内伤所出现与湿热相关的病证,两者虽含义不同,但实质上皆为人体感受或内生了湿热之邪。薛雪立湿热病专论,所著《温热经纬·湿热病篇》对湿热病的病因、病机、辨证论治做了较全面的论述。其认为湿热病的形成不外乎内外两方面,内因在于脾虚湿停,外因在于湿热邪气,即所谓:"太阴内伤,湿热停聚,客邪再至,内外相引,故为湿热"。湿热的病位以脾胃为中心,提出"湿热乃阳明太阴同病也"。在论治方面,薛雪注重辨舌,并以脏腑、经络、六经、三焦与卫气营血辨证综合运用为其最大特点。

湿热兼症在呼吸道感染中常见,有学者统计分析 204 例呼吸道感染患者,在各辨证分型中夹杂湿热兼证共有 145 例,占 71.08%,表现为舌苔黄腻,脉濡数或滑数,或兼见头晕、身倦无力、胸中痞闷、口苦、痰黄、纳谷不香、溲黄、大便不爽等症,说明在呼吸道常见疾病中湿热之邪常常兼夹为患。在临床治疗方面,因湿热相合,互相牵制,清热多用苦寒,但苦能化燥伤阴,寒可遏湿难解;祛湿多偏温燥,然温能助热增邪,燥则易伤阴津。故湿热证治疗较为棘手。在临床治疗呼吸道感染性疾病合并湿热兼证患者,力求做到清热不碍湿,祛湿不助热,而同时顾护阴津盛衰。

湿热证总的治疗原则是使邪有出路,具体可使用宣气化湿、燥湿邪热、分利湿热方法,常用的方药有三仁汤、王氏连朴饮、杏仁滑石汤、茯苓皮汤等。"宣上""畅中""渗下"各有偏重,但三焦作为一个统一的整体,所以用药需配合使用,以利于湿邪的上下分消。例如分利湿热法虽用于湿热在下焦,但上焦、中焦有湿时,也可配合其他化湿法使用;湿热与积滞相结,还需配合消导化滞法。

湿热致病多虽以脾胃为中心,但亦可熏蒸于上而壅阻于肺,出现湿热喘咳病症。肺位于上焦,肺气运动的特点是宣发和肃降,湿热壅阻于肺,肺气失于宣肃,气机闭郁,肺气上逆,故见咳嗽、胸闷气喘;湿阻热灼,炼液为痰,可见咳痰白黏或黄黏;湿热亦可化风而引发哮喘;湿热犯表伤肺而发咳喘。热重湿轻者,热炽于气,宜清气泄热,以辛凉重剂白虎汤清气透邪。湿重热轻者,湿郁于卫表,宜芳化透表,以香薷饮祛湿透表,解渴除烦。《未刻本叶氏医案》记载:"湿阻化热,咳嗽渴饮。芦根、白通草、茯苓、杏仁、桑白皮、薏米。"《温病条辨·上焦》29 条述:"两太阴暑温,咳而且嗽,咳声重浊,痰多不甚渴,渴不多饮者,小半夏加茯苓汤,再加厚朴、杏仁主之。"由此可见,根据是否存在口渴症状,参照相关条文进行辨证论治湿热咳嗽。

湿热壅滞三焦,湿重于热,气化不利,咳喘频发,咳嗽,咳吐白色泡沫痰,痰多易咯出,舌苔白腻而厚,脉濡,采用三仁汤宣畅气机,清利湿热。湿热喘咳热重于湿者,咳喘气热,吐黄稠痰,发热而渴,甚至出现高热喘嗽可加麻黄、石膏、地龙清热泄肺平喘,或选用《千金》苇茎汤合麻杏石甘汤加减。湿热壅肺湿热并重证,咳嗽声重,咳吐稠痰,气喘,选甘露消毒丹合麻杏薏甘汤加减。湿热内蕴,酿液成痰,湿聚成饮,痰饮伏肺,气逆而喘。针对湿热痰饮,《湿热条辨》16 条指出:"湿热证,呕吐清水或痰多,湿热内留,木火上逆,宜温胆汤加瓜蒌、碧玉散等味",此证为湿热内蕴于脾,脾不健运,聚饮生痰,痰饮循中焦胆火上逆,逆阻气道而喘咳,治疗予温胆汤、碧玉散理气化痰除湿,和胃利胆。《湿热条辨》18 条中亦提到:"湿热证,咳嗽昼夜不安,甚则喘不得眠者,暑邪入于肺络,宜葶苈、枇杷叶、六一散等味",此证为暑湿之邪侵袭肺络,湿聚为痰饮,搏击气道,肺失宣降,咳甚而喘,予葶苈、枇杷叶泻肺化饮,六一散清暑利湿。

【典型医案】

鲍左,时病之后,湿热未清,熏蒸阳明,晡后微热,有时凛寒,胸中欲咳稍舒。湿郁而荣卫不宣,宜轻宣肺气,气化则湿亦清也。处方:杏仁、蔻仁、赤白苓、竹茹、橘皮、鲜佛手、薏仁、通草、猪苓、白残花。

二诊:宣化气湿,暮热顿退。而昨晚又觉微热,咳嗽痰不爽。湿热未清,兼感新风。宜为疏化。处方:前胡、杏仁、橘红、赤猪苓、象贝、炒白薇、菱皮、生薏仁、豆蔻花。(《张聿青医案》)

患者初诊湿热未清,肺失宣降,故欲咳稍舒,治予轻宣肺气;二诊湿热咳嗽,治予宣肺止咳,渗湿清热。

温病学是中医的瑰宝,温病学家在治疗外感热病及肺系湿热病症方面积累了丰富的经验,对当代呼吸内科疾病的诊治仍有借鉴意义。

(张惠勇)

第五节　现代名家的呼吸内科临床思维

随着病理生理等现代医学的发展,对呼吸系统疾病认识的逐渐深入,中医药防治肺系疾病取得飞速发展,在临床实践中不断传承创新,其中一些观点中西贯通融合,涌现出一大批中医呼吸病名家,本节将现代中医呼吸病名家代表性临床思维和学术观点进行介绍。

一、晁恩祥教授学术观点

晁恩祥教授是我国著名的中医呼吸内科专家,对过敏性鼻炎、慢性咳嗽、支气管哮喘,提出了独特的"从风论治"的理论,创立"风咳"理论,其症状特点阵咳、挛急、干咳、咽痒的特点,即咳嗽变异型哮喘。结合《诸病源候论·咳嗽病诸候》中对"风咳""欲语因咳,言不得竟也"的描述,把这类咳嗽诊为"风咳",治以疏风宣肺,缓急止咳,创制苏黄止咳胶囊。在哮喘方面,晁老提出了"风盛痰阻,气道挛急"是其主要病机。"风盛"是主要病因,是病之根本,患者发病时喉中哮鸣气壅、肺管不利是风邪侵袭人体后产生的病理改变,为病之标。晁老提出祛风解痉的治疗方法,祛风解痉法也补充了以往教材哮喘分寒哮与热哮两型的不足,为临床治疗哮喘提供了新方法。

【典型医案】

男,45岁,患者16年来反复发作咳嗽,冬春季节、秋冬季节易发,或感冒诱发,发则2~3个月不愈,干咳无痰,咽痒,言多则咳。现每日咽痒咳嗽,咳甚腹痛,无喘憋,无气短,无痰,言多则咳,对冷空气、异味敏感,纳可,眠可,二便调,舌淡红,苔薄白,脉沉细。证属风邪犯肺,肺气失宣。治拟疏风宣肺,止咳缓痉利咽。处方:紫菀15g,炙麻黄8g,杏仁10g,炙枇杷叶10g,地龙10g,五味子10g,紫苏子、紫苏叶各10g,牛蒡子10g,桔梗10g,麦冬15g,浙贝母10g,白茅根25g,生甘草10g。初诊5剂后即效,患者自觉咳嗽明显减轻,发作减少。

二、洪广祥教授学术观点

洪广祥教授在支气管扩张诊治上积累了丰富的思路和经验。临床强调:①健脾化痰以绝生痰之源,因为"脾为生痰之源""肺为贮痰之器",故"治痰先治脾",以杜绝生痰之源。根据宗气与肺,以及肺脾与宗气生成的关系,在临床上采用补中益气汤治疗支气管扩张(简称支扩)患者,期望通过补益宗气,以杜绝生痰之源。②消痈祛腐以祛壅邪之实,由于支气管黏液腺分泌大量黏稠黏液,加重管腔阻塞,引流不畅而加重感染,极易"化腐成脓",治疗上选取张机用于治肠痈的基本方剂薏苡附子败酱散、大黄牡丹皮汤、排脓汤与补中益气汤化裁为消痈祛腐生肌汤,补益肺脾,消痈排脓,祛腐生肌。③温阳宣通以治阳虚之本,支扩患者先排出者为黄痰,后排出者为白痰,说明支气管黏液腺分泌出来的痰是白色痰,由于支气管阻塞,郁而化热转为黄痰,认为黄痰的基础是湿痰,湿痰为阴邪,临床治疗湿痰要强调温化。且支气管扩张症"瘀"的现象突出,血得温则行,遇寒则凝,瘀血为阴邪,非温不散。提出"温阳宣通"为治支扩主要治法之一,方选用《外科证治全生集》阳和汤。

【典型医案】

杨某,女,35岁,患者于3岁患肺炎后经常咳嗽,常遇寒而发作,但少有咯血,曾在当地医院经CT检查确诊为"双下肺支气管扩张"。近3年来病情加重,刻下症:咳嗽痰多,痰白黄相兼、质黏稠,每日30余口,口干,纳差,胸闷气短,神疲乏力,大便稀溏,舌质黯红而嫩,苔白腻偏厚稍黄,右寸脉细弦滑、右关脉弦滑。证属本虚标实,以肺脾气虚、宗气不足为本,痰浊阻肺为标,且有郁而化热之象。治以甘温补脾、涤痰清热、祛瘀消痈为法,方用补中益气汤合芪附汤、薏苡附子败酱散、大黄牡丹皮汤出入,处方:生黄芪30g,西党参30g,白术15g,炙甘草6g,北柴胡10g,升麻10g,陈皮10g,当归10g,熟附子10g,败酱草15g,薏苡仁20g,冬瓜仁30g,牡丹皮10g,制大黄10g,桔梗30g,金荞麦根15g,筋骨草20g。服药1个半月,病情明显好转,咳嗽少,每天咯白黏痰数口;气短及神疲乏力大为减轻。

洪广祥首次提出痰瘀伏肺为哮病宿根之观点,并认为痰瘀的产生与气机不利互为因果,即肺气不利则不能布津行血,津停血滞则痰瘀,痰瘀伏肺则益增肺气之阻滞。痰瘀形成后内伏于肺,成为慢性肺系病症反复发作的"夙根"。根据朱震亨"善治痰者,不治痰而治气",唐宗海"治一切血证皆宜治气"的古训,提出"治痰治瘀以治气为先"的治疗新思路。"治气"可使气顺痰消血活,治气之法,应当从调肝气、行脾气、泻肺气、利腑气等方面着手,以利清除痰瘀"夙根"。在《素问·脏气法时论》"肺若气上逆,急食苦以泻之"理论的启示下,常选用具有"苦降"疏利气机作用的药物来治疗,以葶苈子、青皮为主药,疏肝泻肺,使气机升降恢复常态。在古方平气散基础上大胆创新,制成平喘新方"蠲哮汤",方由葶苈子、青皮、陈皮、槟榔、大黄、生姜、牡荆子、鬼箭羽组成。

三、邵长荣教授学术观点

邵长荣教授是我国著名中西医结合呼吸病大家,他提出"从肝治咳"的临证诊治观点,咳嗽常为外感或内伤影响于肺脏,引起肺失宣肃、肺气上逆所致,治肺是止咳之常法。但邵师遵循古训"五脏六腑皆令人咳,非独肺也",通过长期的临证积累,提出"止咳不独治肺,重在治肝"的学术观点。他认为咳嗽一证,尤其是久咳者虽然病因各异,兼证有别,攒其要无不由于肝木郁滞以致气血流通受阻,津液输布失常,痰液停聚,影响到肺的宣肃,咳嗽由是而起。为治之道,贵在疏肝解郁。

【典型医案】

顾某,女性,41岁,感冒咳嗽4个月余,近1个月来气急乏力,胸闷,烦躁。刻诊患者咳嗽频作,痰多色白,晨起口苦少津、头昏,伴胸闷气急而喘,大便经常干结,舌质干红,苔厚腻而糙,脉小弦。治拟平肝清肺润肠,处方:柴胡、前胡各9g,赤芍、白芍各18g,细辛4.5g,平地木30g,功劳叶9g,青皮、陈皮各9g,姜半夏9g,姜竹茹9g,车前草18g,江剪刀草30g,蚤休9g,半边莲30g,佛耳草12g,瓜蒌子9g,枳壳、枳实各9g。方中柴胡为疏肝解郁之要药,但其性燥主升,容易劫阴,故取前胡性润主降,两药相配,润燥相得,共奏"制木安金"之功;伍平地木、白芍加强疏肝理气作用,气机通顺,则全身津液输布畅行,更有利于行滞解郁。服药7剂后,咳喘尽除,痰量明显减少,大便通畅,苔腻尽化,胸已不闷。

邵长荣教授在肺结核治疗方面亦有独到见解,其认为肺结核病程较长,病情错综复杂,临床反映为"虚中夹实""实中有虚","虚火"和"瘀热"是其基本病理要素,因此提出肺结核的治疗应从"养阴保肺"发展为"清肺泻火"。针对病程较长、病灶纤维化较多的复治肺结核患者,由于其存在大量纤维增殖和干酪样坏死,结合"久病必瘀"的传统中医基础理论,在原有的清肺泻火基础上大胆加入活血化瘀药。因此,邵老提出并制定了"清肺泻火、行瘀杀虫"的肺结核治疗原则,拟方芩部丹,由黄芩、百部、丹参三味药组成。

【典型医案】

陈某,男,54岁,患者于1961年因咯血检查,发现肺结核,伴左上空洞存在,痰菌阳性。即用三种抗痨药物治疗3~4年来,空洞依旧存在,于1965年服用中药芩部丹片,1年后左上空洞关闭。

邵长荣教授提出采用活血化瘀法治疗哮喘。中医认为"久病必有瘀",哮喘长期失治,屡次复发,日久成瘀,而血瘀内成又能诱发和加重哮喘发作。西医学研究表明,哮喘发作时肺血液微循环减少,血小板聚集,血黏度增加,血流速度减慢,释放出许多生物活性因子,会加重哮喘发作。邵长荣教授认为,久病哮喘患者必须"气血同治",活血化瘀类中药不仅能改善循环而且能拮抗和抑制哮喘发作时生物活性因子的病理作用,创立川芎平喘合剂。

【典型医案】

李某,女,44岁,胸闷气急2年,此次患者感冒后出现哮喘,目前胸闷,气急,喉中哮鸣音,阵咳,痰白黏量少,纳便调,夜寐不安,舌质黯,舌苔薄白,脉沉细。治拟行气活血,宣肺平喘,处方:川芎15g,赤芍、白芍各9g,当归、丹参9g,黄荆子15g,胡颓叶12g,细辛3g,辛夷15g。服药7剂后,咳喘平,喉间哮鸣音消失,诸症缓解。

四、吴银根教授学术观点

吴银根教授首次提出从络论治间质性肺病。肺肾亏虚致络中气血不足,或因邪毒入络,肺络中血行迟滞、络脉失养,痰瘀互结阻于络中,导致肺络痹阻,影响络中气血运行及津液的输布,从而产生一系列的络脉阻滞的病理变化。在治疗方面络虚最宜通补,但应分阴血、阳气亏虚之不同。络虚属阴血虚者,治宜宣通经络,佐清营热,甘缓理虚,辛甘润温之法;阳气虚者当以甘温益气,佐以流行经络。络痹唯宜辛通,辛之能行气破血逐痰通络,辛以化痰选取半夏,同时根据热痰、寒痰、湿痰、燥痰进行辨证配伍他药,辛以活血,非三棱、莪术等破血之品不能为功。搜剔络邪藉虫类,间质性肺病外邪留着,气血皆伤,病程长久,肺络中痰瘀沉锢,混处经络,已不是一般草木之品所能取效,吴教授认为必以"飞者升,走者降,灵动迅速,追拔沉混气血之邪"的虫类药以"搜剔络中混处之邪,松透病根",从而达到"血无凝着,气可宣通"的目的。

【典型医案】

张某,女,48岁。患者半年前开始咳嗽不愈,于上海某医院经肺CT检查诊断为"间质性肺疾病",现口服"泼尼松"每日30mg,仍咳嗽,夜间尤甚,侧卧症状加重,声哑,喘促,苔薄白,脉弦滑。证属肺络痹阻,治拟祛痰通络,益气活血。处方:京三棱 15g,莪术 15g,片姜黄 10g,胡颓叶 15g,女贞子 30g,生半夏 15g,生南星 15g,野荞麦根 30g,蜈蚣 3g,全蝎 3g,海藻 15g,黄荆子 30g,重楼 10g,党参 30g,黄芪 20g,服药 2 周夜间咳嗽明显好转,1 个半月后气促明显改善,2 个月后激素逐渐减量,病情稳定。

吴银根认为阳虚寒盛是哮喘的基本病机,哮喘虽外见喘哮痰鸣,但根本致病因素为寒体与寒邪。所谓寒体是指哮喘患者为阳虚寒盛之体,此阳虚主要责之于肾阳虚。所谓寒邪,是指外感风寒、饮食生冷、劳倦伤阳等。哮喘患者素体禀赋不足,除肾阳亏虚导致阴寒内生外,更易感受寒邪。哮喘的治疗,一般宗朱震亨"未发以扶正气为主,即发以攻邪为急"之说。其认为"发时治标,平时治本"固然是当守之法则,然而哮喘患者为阳虚寒盛之体,多反复发作,迁延难愈,故无论是发作期还是缓解期,均应施以温补肾阳之法。发作期温肾纳气可以平喘,缓解期温补肾阳可以固本,所以不必拘泥于补剂恋邪之说,只是需注意各不同分期用药的侧重点当有所不同。

【典型医案】

李某,女,45 岁。患者幼时患哮喘,时发时止。自 28 岁生育后发作频繁加重,患者长期服用非处方药物 5 年(具体药物不详),有满月脸。近日喘促,每日凌晨发作,发作时不能行走,胸憋闷,咳嗽,晨起有痰,经常怕冷畏风,后背寒冷,晨起鼻涕喷嚏;舌淡黯有齿痕,苔薄白,脉沉细。辨证:痰瘀伏肺,肾阳亏虚。治法:温阳化饮,化瘀通络,宣肺定喘。处方:射干麻黄汤合麻黄附子细辛汤加减。药物:桑白皮 30g,白果 30g,法半夏 15g,麻黄 9g,细辛 6g,附片 15g,黄芩 6g,鬼箭羽 30g,全蝎 3g,射干 15g,紫菀 15g,款冬花 15g,苍耳子 9g,辛夷 9g,乌梅 9g,五味子 9g。经治疗 1 个月后病情较前减轻,白天偶有憋气感,无喘鸣,时有咳嗽咳痰;舌苔薄白略有瘀点,脉渐有力。疾病控制后加入温阳益气之品,如党参、黄芪、焦白术、淫羊藿、补骨脂、巴戟天、枸杞子。此后,患者每年冬季以补肾膏方调服,现哮喘基本控制,每年无大发作。

(张惠勇)

复习思考题

1. 为何说痰饮水湿与咳、痰、喘关系密切?
2. 简述卫气营血、三焦传变理论在外感热病中的应用。
3. 急性发热性传染病中为何强调顾护阴液?
4. 吴瑭治疗咳嗽经验有哪些?

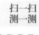
扫一扫
测一测

第四章

中医呼吸内科常见疾病的诊治

第一节 感 冒

培训目标

1. 掌握感冒的定义、病因病机、治疗原则以及分型论治,能够根据不同证候制订相应的治疗方案。
2. 熟悉感冒的主要鉴别诊断及诊疗思路。
3. 了解感冒的预防调护、预后及转归。

PPT 课件
04章01节PPT

感冒是由于感受风邪或时行毒邪等,引起卫表不和,以鼻塞、流涕、喷嚏、咳嗽、头痛、恶寒发热、全身不适为主要表现的一种外感疾病。在一个时期内广泛流行、证候多相类似者称为"时行感冒"。本病四季均可发生,尤以冬春季节为多。早在《黄帝内经》即有外感风邪所致感冒的论述。隋代巢元方认识到感冒具有流行性、传染性,当属于"时行病"类。感冒之名出自于宋代杨士瀛《仁斋直指方·诸风》,将感冒与伤风互称。清代林佩琴在《类证治裁·伤风》中明确提出了"时行感冒"之名。本病西医称为急性上呼吸道感染,简称上感。主要病原体是病毒,少数是细菌。

【典型案例】

张某,男,31 岁,公务员。就诊日期:2017 年 6 月 28 日。主诉:发热、恶风伴鼻塞、流涕 2 天。现病史:患者于 2 天前受凉后出现发热,自测体温 37.8℃,恶风,鼻塞,流稠涕,血常规提示:白细胞计数 5.6×10⁹/L,淋巴细胞百分比 58.0%,胸片未见异常。既往史:无特殊。刻诊:发热,测体温 37.6℃,微恶风,鼻塞,流稠涕,喷嚏,伴汗出,咽痛,微咳嗽,无咳痰,口干。纳眠可,大小便正常,舌红,苔薄黄,脉浮数。咽喉部充血,扁桃体无肿大,肺部听诊未见异常。

问题一 通过病史采集,四诊合参,本案例的诊断及诊断依据是什么?

思路 1 诊断依据如下:

(1) 症状及舌脉象:发热,恶风,汗出,咽痛,鼻塞,喷嚏,流稠涕,微咳嗽,口干,舌

古代医籍
精选
ER-4-1

红,苔薄黄,脉浮数。

(2) 病程短,既往史无特殊。

(3) 体征:咽喉部充血,扁桃体无肿大,肺部听诊未见异常。

(4) 辅助检查:血常规提示白细胞计数正常,淋巴细胞比例升高,胸片未见异常。

思路 2 诊断思路:结合患者现病史、体征、辅助检查,本案中医诊断为普通感冒;西医诊断为急性上呼吸道感染。

知识点 1

普通感冒与流行性感冒鉴别

普通感冒:致病原为鼻病毒、冠状病毒等,流感病原学检测阴性,传染性弱,季节性不明显,不发热或轻、中度发热,无寒战,发热持续1~2天,全身症状轻或无,病程5~7天,并发症少见。

流行性感冒:简称流感,致病原为流感病毒,流感病原学检测阳性,传染性强,多高热(39~40℃),可伴寒战,发热时间持续3~5天,全身症状重,头痛,全身肌肉酸痛,乏力,病程5~10天,可合并中耳炎、肺炎、心肌炎、脑膜炎或脑炎等并发症。主要通过接触及空气飞沫传播。发病有季节性,北方常在冬春季,南方全年可以流行,由于变异率高,人群普遍易感。

知识点 2

普通感冒与过敏性鼻炎鉴别

两者皆可有喷嚏、流涕、鼻塞等症状。但过敏性鼻炎常表现为鼻黏膜充血和分泌物增多,伴有突发性连续性喷嚏、鼻痒、鼻塞和大量清涕,无发热,咳嗽较少见。多由过敏因素如螨虫、灰尘、动物皮毛、低温等刺激引起。如脱离过敏原,数分钟~2小时症状即消失。检查可见鼻黏膜苍白、水肿,鼻分泌物涂片可见嗜酸性粒细胞增多,皮肤过敏试验可明确过敏原。

问题二 本案例的辨证要点是什么? 病因病机如何分析?

思路 1 辨证要点:发热,恶风,鼻塞,流稠涕,喷嚏,咽痛;伴有的症状:汗出,微咳嗽,口干;舌脉:舌红,苔薄黄,脉浮数。

思路 2 病因病机:患者受凉后出现发热,风热邪气由表而入,正邪交争于体表,故而表现为发热、微恶风,同时伴有鼻部症状,因肺主皮毛,可有咳嗽、咽痛、舌红苔薄黄、脉浮数。①病理因素:风热;②病机:感受风热之邪后卫表失和;③病位:在肺卫,主要在卫表;④病理性质:表实证;⑤证型:风热表证。

知识点 3

感冒病机转化示意图

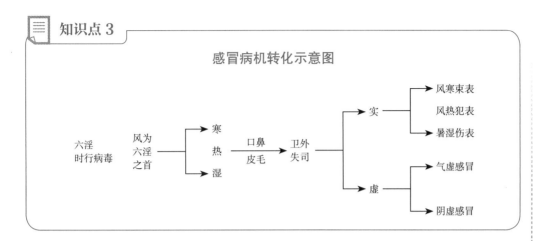

知识点 4

感冒的病理因素、病机、临床特征

病理因素	病机	临床特征
风寒	风寒外束,卫表不和	恶寒重,发热轻,无汗,头痛,肢体酸痛,鼻塞,喷嚏,流清涕,咳嗽,舌质淡红,苔薄白,脉浮或浮紧
风热	风热犯表,卫表失和	发热较重,微恶寒,有汗或无汗,咽红肿痛,鼻塞,流稠涕,口干口渴,舌边尖红,苔薄黄,脉浮数
暑湿	暑湿伤表,卫表不和	发于夏季,头身困重,发热,暑湿偏重者,兼食欲不振,胸闷脘痞,口中黏腻,或呕吐,腹泻;暑热偏重者,见高热汗出,心烦口渴,小便短黄,舌质红,苔黄腻,脉濡数
气虚	素体气虚,复感外邪	平素恶风,汗出,神疲体倦,反复易感。发时恶寒较甚,头身疼痛,咳嗽痰白,倦怠乏力,舌质淡,苔薄白,脉浮而无力
阴虚	素体阴虚,邪从热化	平素反复易感,头晕心悸,口干。发时身热,微恶风,少汗,头痛,心烦,干咳少痰,舌红少苔,脉细数

问题三　本案如何辨证论治?

思路　本案辨证属于风热表证,治宜辛凉解表,清肺透邪,方可选用银翘散加减,具体用药如下:金银花 15g,连翘 15g,桔梗 12g,薄荷 12g,竹叶 12g,荆芥 12g,淡豆豉 12g,牛蒡子 12g,芦根 12g,甘草 10g。3 剂,水煎服,每日 1 剂,每日 3 次,每次服用 150ml。

知识点 5

感冒的治疗原则及分证论治

证型	具体治法	代表方剂	主要组成
风寒感冒	辛温解表，宣肺散寒	荆防败毒散	荆芥、防风、羌活、柴胡、枳壳、茯苓、桔梗、前胡、独活、川芎、薄荷、生姜
风热感冒	辛凉解表，清肺透邪	银翘散	金银花、连翘、荆芥、淡豆豉、薄荷、牛蒡子、桔梗、甘草、竹叶、芦根
暑湿感冒	清暑祛湿解表	新加香薷饮	香薷、金银花、连翘、厚朴、扁豆花
气虚感冒	益气解表	参苏饮	人参、茯苓、甘草、紫苏叶、葛根、前胡、桔梗、枳壳、半夏、陈皮
阴虚感冒	滋阴解表	加减葳蕤汤	玉竹、葱白、桔梗、薄荷、白薇、大枣、淡豆豉、甘草

【临证要点】

1. 一般而言，感冒属轻浅之疾，只要能及时而恰当诊治，很快可痊愈。但对于老年人、婴幼儿、体弱患者及时行感冒之重症，必须予以重视，并及时调治，防止传变。若感冒失治误治，邪气不能及时祛除，还可以诱发痹证、肾风水肿、胸痹心痛等病。

2. 感冒的预防的关键在于适当体育锻炼，增强体质；慎起居，适寒温，避免受凉和过度劳累；时行感冒盛行期避免去人群聚集场所，经常洗手，避免脏手接触口、眼、鼻。

3. 解表汤剂不宜久煎，每煎煮沸后 10~15 分钟即可，趁温热服，服后避风覆被取汗，或进热粥、米汤以助药力。出汗后尤应避风，以防复感。

【诊疗流程】

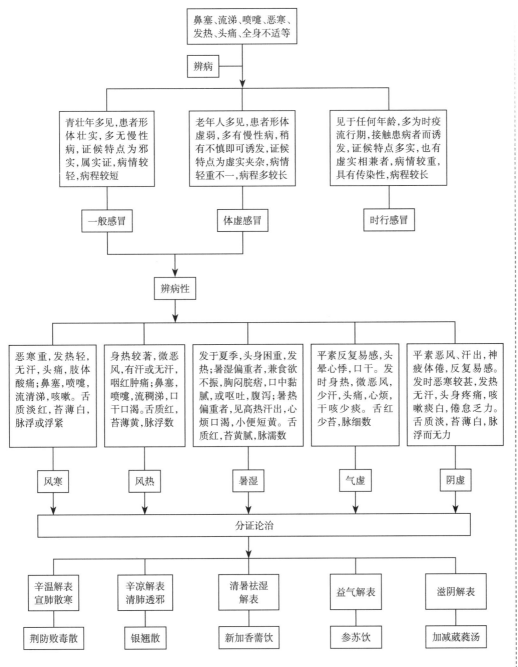

（敖素华）

扫一扫
测一测

 复习思考题

1. 如何鉴别普通感冒与流行性感冒？
2. 怎样将普通感冒与急性咽炎、急性扁桃体炎相鉴别？

PPT 课件

第二节　咳　　嗽

培训目标

1. 掌握咳嗽的的定义、病因病机、治疗原则以及分型论治。能够根据不同证候制订相应的治疗方案。

2. 熟悉外感咳嗽和内伤咳嗽的辨证要点。

3. 了解咳嗽的发作特点和伴随症状的特点在咳嗽辨证过程中的作用。

咳嗽是一个症状,可见于感冒、肺胀、哮证、肺痿、肺痨等多种疾病。西医学认为,咳嗽是机体的防御反射,有利于清除呼吸道分泌物和有害因子,但频繁、剧烈的咳嗽对患者的工作、生活和社会活动造成严重的影响。中医学将咳和嗽分开,"咳谓无痰而有声,肺气伤而不清也;嗽谓无声而有痰,脾湿动而生痰也"(朱震亨《活法机要·咳嗽证》),目前将两者统称咳嗽。导致咳嗽的原因众多,外感六淫可致咳嗽,脏腑内伤也可导致咳嗽;咳嗽的基本病机是肺失宣肃,肺气上逆。咳嗽虽然不离于肺,但也不止于肺,故《素问·咳论》认为"五脏六腑皆令人咳,非独肺也"。因咳嗽没有统一的治疗方法,清代医家徐大椿谓:"诸病之中,惟咳嗽之病因各殊而最难愈,治或稍误,即遗害无穷。余以此证考求四十余年,而后始能措手"。

关于咳嗽的证治,自《黄帝内经》开始,历代医家在长期的医疗实践中积累了大量的经验,张景岳执简驭繁,将咳嗽按照外感咳嗽、内伤咳嗽两类分治。若在内伤基础上又感外邪,则需要观其脉证,随证治之。

一、外感咳嗽

【典型案例】

王某,女,65 岁,主因"咳嗽 1 个月余",2018 年 5 月 10 日于我院呼吸科门诊就诊。患者 1 个月前感冒后出现咳嗽,伴痰量较多,痰黏难出。平躺时咳嗽加重。曾服用"左氧氟沙星 0.5g,1 次 /d;桉柠蒎肠溶软胶囊 1 粒,3 次 /d" 6 天,咳嗽、咳痰无明显好转。刻下症:时有咳嗽,咳痰,痰黄黏,诉眼睛干,眼睛分泌物多,口干、口黏、喜饮,胃脘部有发热感,纳食可,便干,舌质略红,苔白稍厚,脉浮滑数。

问题一　通过病史采集,四诊合参,本案例的中医诊断及诊断依据是什么? 需要和哪些疾病相鉴别?

思路 1　患者咳嗽病程 >3 周,属于亚急性咳嗽。结合患者 1 个月前感冒,随后出现咳嗽,疾病诊断考虑:感染后咳嗽。中医诊断为外感咳嗽。中医诊断为外感咳嗽,需要和内伤咳嗽相鉴别。本患者存在明确的外感诱因后咳嗽,平素并无慢性咳嗽病史,故属于外感咳嗽。

古代医籍精选

知识点 1

从病程时间来看,咳嗽分为急性、亚急性、慢性

急性咳嗽病程在 3 周以内。

亚急性咳嗽为 3~8 周。

慢性咳嗽超过 8 周。

思路 2　本例需要和以下疾病鉴别:

(1) 上气道咳嗽综合征(UACS):①发作性或持续性咳嗽,以白天为主,入睡后较少;②有鼻部和 / 或咽喉疾病的临床表现和病史;③辅助检查支持鼻部和 / 或咽喉疾病的诊断;④针对病因治疗后咳嗽可缓解。该患者无鼻咽部的临床表现和相应的病史,暂不考虑 UACS。

(2) 咳嗽变异性哮喘(CVA):①慢性咳嗽,常伴有明显的夜间刺激性咳嗽。②支气管激发试验阳性,或 PEF 平均变异率 >10%,或支气管舒张试验阳性。③抗哮喘治疗有效。该患者无明确既往咳嗽病史,夜间刺激性咳嗽的临床表现不典型,不支持 CVA 的诊断,但目前不能完全排除,如有条件,可进一步行肺功能、激发试验及峰流速变异率等检查。

知识点 2

咳嗽常见原因

急性咳嗽常见原因包括普通感冒和急性气管 - 支气管炎。

亚急性咳嗽常见原因包括感染后咳嗽、上气道咳嗽综合征和咳嗽变异性哮喘。

感染后咳嗽:呼吸道感染本身急性期症状消失后,咳嗽仍然迁延不愈,临床上称之为感染后咳嗽(post infectious cough)。患者多表现为刺激性干咳或咳少量白色黏液痰,可以持续 3~8 周,甚至更长时间。X 线胸片检查无异常。

问题二　本案例的辨证要点是什么? 病因病机如何分析?

思路　患者咳嗽,咳痰,痰黄黏,眼睛干,眼睛分泌物多,口干、口黏、喜饮,便干,舌质略红,脉滑数,考虑外感咳嗽,主要定位在肺,病性为痰热阻肺,肺气上逆。同时,患者平躺时咳嗽加重,胃脘部发热,考虑胃气上逆。

问题三　本案如何辨证论治?

思路　综合患者情况,总结辨证为:痰热阻肺碍胃。治以清理痰热,肃肺和胃。方选麻杏石甘汤合旋覆代赭汤加减。处方:炙麻黄 6g,苦杏仁 9g,生石膏 30g,炙甘草 6g,旋覆花 10g,生赭石 15g,党参 9g,法半夏 6g,黄连 3g,瓜蒌皮 15g,炙杷叶 10g。用药 1 周病情明显好转,又调理 1 周痊愈。

知识点 3

咳嗽的诊治思路

咳嗽临床具体诊治流程包括辨病求因、辨证论治、处方用药。

辨病要点

1. 辨病的关键是找到咳嗽的病因,不要受中医或西医病名的限制。既可以用中医理论之审证求因,也可以采用西医检查手段。

2. 急性、亚急性咳嗽多见于外感疾病,慢性咳嗽多见于内伤杂病。

3. 诊断咳嗽的病因不能只考虑咽喉、气管和肺的病变,肺外病变也可导致咳嗽,如颈源性咳嗽、鼻源性咳嗽。

辨证要点

辨证的要素是病位、病性、病机。辨证部分是中医的特点,必须坚持用中医临床思维,以证候为核心,辨别病性、病位,归纳病因病机。

1. **辨病性**　八纲辨证是辨证的基础。首先要辨别阴、阳,再辨寒、热、虚、实。其他肺系相关的实邪,如痰湿、水饮等亦需辨别清楚。病性是外邪和机体相互作用的综合结果,随着疾病进程的变化可以出现不同的变化。例如,同样是感受寒邪,有些患者表现为寒象,而有些患者就表现为热象;有些患者初起表现为寒证,而几天之后就表现为热证了。究竟病性如何,须从患者的四诊资料当中考察。

2. **辨病位**　与西医呼吸病学以解剖为主辨别咳嗽病位不同,中医咳嗽的病位鉴别重点在于功能系统。病位的确定可以用不同的方法,六经、三焦、表里、脏腑、卫气营血均可作为定位系统。外感咳嗽病位主要在肺,若有内伤基础,病位还会涉及其他脏腑。

咳嗽病因病机图如下:

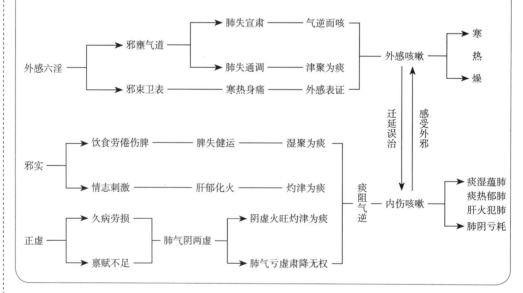

知识点 4

不同病邪致咳的典型证候表现

病理因素	症状	舌象	脉象	病机
寒	咳嗽声重,气急咽痒,咳痰稀薄色白,鼻塞,流清涕,头痛,肢体酸痛,恶寒发热,无汗	舌苔薄白	脉浮或浮紧	寒邪闭阻,肺卫失宣
热	咳嗽频剧,气粗或咳声音哑,喉燥咽痛,咳痰不爽,黏或稠黄,鼻流黄涕,口渴,头痛,恶风,身热	舌质红,舌苔薄黄	脉浮数或浮滑	热扰气逆,肺失清肃
燥	干咳少痰或无痰,咽干鼻燥,咳甚胸痛,或痰黏不易咯出,初起可有恶寒,身热头痛	舌尖红,苔薄黄	脉小而数	燥邪伤肺肺失清润
湿	咳嗽痰多,咳声重浊,痰白黏腻或稠厚或稀薄,每于清晨咳痰尤甚,因痰而嗽,痰出则咳缓,胸闷,脘腹胀满,纳差	舌苔白腻	脉濡滑	痰湿蕴肺,肺失宣降
风	咳嗽,干咳无痰或少痰,咽痒,痒即咳嗽,或呛咳阵作,气急,遇外界寒热变化、异味等因素突发或加重,多见夜卧晨起咳剧,呈反复性发作	舌苔薄白	脉弦	风邪客肺,肺失宣肃

如果患者的临床表现复杂,上述多种表现兼有,就可能是病性错杂的状态,这时需从辨阴阳中找出主要矛盾。

知识点 5

不同病邪致咳的常用方药

病理因素	选方示例	部分兼夹症示例	常用方药示例
寒	三拗汤 + 止嗽散或华盖散	若夹痰湿,咳而痰黏,胸闷,苔腻者	法半夏、厚朴、茯苓等
		若风寒外束,肺热内郁,俗称"寒包火"	麻杏石甘汤等
		若素有寒饮伏肺,而兼见咳嗽上气、痰液清稀、胸闷气急、舌质淡红、苔白而滑、脉浮紧或弦滑者	小青龙汤
热	桑菊饮	若咳甚,咽干痛肺热甚者	加金银花、浙贝母、枇杷叶加黄芩、鱼腥草

续表

病理因素	选方示例	部分兼夹症示例	常用方药示例
		咽痛	加青果、射干
		若夹湿邪,症见咳嗽痰多、胸闷汗出、苔黄而腻、脉濡数者	加砂仁、佩兰以理气化湿;
燥	温燥选用桑杏汤 凉燥选用杏苏散	若痰中带血	生地黄、侧柏叶、白茅根
		痰黏难出者	紫菀、瓜蒌皮
		咽痛明显者	玄参、马勃
湿	二陈汤+三子养亲汤	寒痰较重,痰黏白如沫,怕冷者	加干姜、细辛
		久病脾虚	酌加党参、白术
风	苏黄止咳汤	偏于风寒者	荆芥、防风、生姜
		偏于风热者	薄荷、桑叶
		偏于痰热者	黄芩、鱼腥草、金荞麦
		偏阴虚者	麦冬、乌梅
		久病者	川芎、红花、当归

二、内伤咳嗽

【典型案例】

瞿某,男,85岁。主因"间断咳嗽、咳痰,伴气短、乏力13年,加重2个月"于2018年5月28日入院。刻下症:气短,咳嗽剧烈,伴白色泡沫痰,量多,咽痒,口干不欲饮,乏力,畏风、怕冷,有汗,活动后咳嗽、咳痰加重,气短加重,时有反酸烧心,纳差,便稍溏,腰酸,夜尿增多,5次/夜,小便不利,舌淡苔白,脉右尺沉,寸关弦滑,左弦滑。辅助检查:胸部CT示弥漫性肺间质纤维化改变。肺功能示FVC 41%,FEV_1/FVC 71%,舒张试验(-),CO弥散量(DLCO)33%。

问题一　通过病史采集,四诊合参,本案例的中医诊断及诊断依据是什么? 本例需要和哪些疾病相鉴别?

思路1　根据影像学结果,结合患者病史可以诊断为弥漫性肺间质纤维化。中医诊断:咳嗽。患者咳嗽病程超过8周,属于慢性咳嗽。中医辨治咳嗽主要分为外感咳嗽、内伤咳嗽,本案主要证候特点为咳嗽剧烈,伴白色泡沫痰,量多,乏力,活动后咳嗽、咳痰加重,气短加重,纳差,便稍溏,夜尿增多,舌淡苔白,脉沉弦滑。并无明显外邪表现,为内伤咳嗽。若结合患者咳嗽慢性病程,伴有气短,结合西医诊断,也属于肺痿病诊断。

思路2　本例需要和以下疾病相鉴别:

(1)肺胀病:患者否认长期大量吸烟史,肺功能示:FEV_1/FVC>70%,故可除外肺胀病。

(2) 哮病:患者既往无哮喘发作史,肺功能舒张试验(-),肺部 CT 提示明确的肺间质纤维化改变,故可除外哮喘。

知识点 1

影像学对咳嗽的诊断提示

慢性咳嗽,中医多辨为内伤咳嗽。慢性咳嗽均应该行影像学检查,建议做肺部 CT。

1. 影像学异常的慢性咳嗽常见原因
(1) 慢性支气管炎
(2) 慢性阻塞性肺疾病(COPD)
(3) 支气管扩张
(4) 肺癌
(5) 结核等慢性感染
(6) 间质性肺病
(7) 其他
2. 影像学正常的慢性咳嗽常见原因
(1) 咳嗽变异型哮喘
(2) 急性上气道综合征(包括鼻、咽、喉源性咳嗽)
(3) 胃食管反流
(4) 嗜酸性粒细胞性支气管炎
(5) 药物导致(如服用 ACEI 类药物导致)
(6) 咳嗽高敏感综合征

问题二　本案例的辨证要点是什么? 病因病机如何分析? 如何辨证论治?
思路 1　该患者病情复杂,但主要表现为两组征象。
(1) 亚急性加重,以咳嗽、咳痰为主要表现。兼证见:口干不欲饮,反酸、烧心、咽痒。脉象:寸关弦滑。辨证可知,存在痰湿为患。
(2) 病程长,气短,乏力,畏风,恶寒,有汗,腰酸,夜尿增多,小便不利。舌象:舌淡苔白。脉象:右尺沉。辨证为阳虚之象。
本例患者咳嗽、咳痰,病位在肺;腰酸、夜尿多、气短、乏力,病位在肾;病机为肾阳虚衰,肾水上泛为痰湿,痰湿阻肺,而致咳。故辨证为:肾阳虚衰,肾不纳气,痰湿阻肺。
思路 2　根据辨证,患者肾阳虚衰,肾不纳气,痰湿阻肺。阳气充足,则痰湿自消。故立方以峻补肾阳为主。处方:熟地黄 30g,补骨脂 20g,锁阳 30g,生杜仲 20g,怀牛膝 30g,五味子 15g,小茴香 30g,干姜 10g,高良姜 5g,吴茱萸 5g,当归 30g,阿胶珠 30g,首乌藤 20g,麦冬 20g,党参 30g,薤白 15g,佛手 10g,黑顺片 10g。患者服药后第二天咳嗽大减。
按:肺间质纤维化所致咳嗽属于顽固性咳嗽的范畴,治疗困难。该例患者经过详细辨证,考虑肾阳虚衰是其主要病机,故以温补肾阳作为主要的治疗方向。经过治疗,效果良好。

 知识点 2

咳嗽的脏腑辨证

内伤咳嗽以虚实辨证为要:虚证主要是五脏虚衰,各个脏腑又分阴虚、阳虚。实证主要是痰湿、水饮、瘀血等。

咳嗽的脏腑辨证示例

脏腑及病性		症状	处方示例
肺	阴虚	干咳无痰,烦热喉痛或吐痰胶黏而黄,气粗喘促,便结喜冷。舌苔干黄,脉洪大,有时现数	贝母瓜蒌散加减或沙参麦门冬汤
	阳虚	多吐白泡沫清痰,喘促乏力,胁胀,言语时气短,身但寒无热,面部浮肿。舌苔白腻,脉现迟微	可酌情用姜桂汤、附子理中汤
心	阴虚	虚烦不眠,小便短赤而咽中干,肌肤枯槁、憔悴,喜食甘凉、清淡之品,心痛、心动悸而咳嗽,咳痰胶黏难出,咳嗽连续不已。舌尖鲜红,舌红苔润,脉洪数或浮大	黄连解毒汤加紫苏、麦冬、鲜石斛或黄连阿胶鸡子黄汤
	阳虚	虚弱昏闷,瘦削悸弱,困倦少神,面色苍白,喜卧懒言,小便清长,凡事不能用心劳力,稍用心力则潮热、自汗、心跳不已,咳嗽更甚,多吐白泡沫清痰,舌苔白滑,脉现细数,抑或浮空	桂枝甘草汤加茯苓半夏汤
脾	阴虚	烦热,口渴饮冷,郁躁闷滞,食饱易饥,大便秘结,咳嗽不已,吐痰稠黏而难出,口中少津液。舌苔干黄;脉现洪数而滑	防己麻仁汤
	阳虚	饮食减少,腹满时痛,多吐清冷涎痰,痰多而滑,身体消瘦,面色苍黄而带白,声低息短,唇口青白,有时四肢冷。舌苔白润而滑,脉沉细而迟	理中汤加减
肝	阴虚	气逆于喉间,频发阵咳,动辄烦躁易怒,面赤唇红,口干口苦,声音洪大,咳嗽吐黄痰,有时痰梗于喉中,不易咳出,咳时引两胁作痛,甚至发呕,有时干咳无痰,口中少津液。舌质红,苔青白而干燥,脉见紧数或弦数	一贯煎加减
	阳虚	腰胁胀痛,足膝时冷,咳嗽则夜间痰水更多,气逆而恶寒。舌质淡红,苔白滑,脉微细而弦	小柴胡去参、姜、枣,加干姜、五味子、桂枝或吴茱萸汤

续表

脏腑及病性		症状	处方示例
肾	阴虚	精神不衰,声音响亮,饮食易消,小便短赤而浊,咽干舌燥,腰胀,心多烦,口多渴,喜冷饮,有时潮热,痰难咳出,有时则痰稠黏而黄,痰多带咸味。舌质红,无苔而润,有时甚至燥裂,脉浮大有力	六味地黄汤、百合固金汤
	阳虚	身重畏寒,四肢无力,精神困倦,声低懒言,唇色必淡,面色大多黑黯枯槁,食少心烦,喜热饮而恶生冷,身或无发热痛苦,或有发热而多在午后;心悸,头眩而咳嗽,痰多,且清稀如涎,自觉气从脐下逆奔而上。舌质淡红,苔白润而滑,脉现迟微,两尺浮空	四逆汤加减或真武汤或桂附八味丸

痰湿咳嗽选方示例

脏腑	寒痰(温化)	热痰(凉化)
肺	湿盛:二陈汤系列、六安煎等 寒湿俱盛:麻黄加术汤	热痰:麻杏石甘汤加瓜蒌皮 湿热:三仁汤 痰结便秘:大承气汤、宣白承气汤
脾胃	寒盛:苓桂术甘汤 胃气之虚,而寒结为痰:六君子汤加肉桂 脾肾寒湿:燥土汤 痰饮壅滞:五苓散加半夏	疏土汤、降痰舒膈汤
肝		温胆汤、蒿芩清胆汤 老痰、郁痰:清气化痰丸
肾	肾气虚:八味地黄丸 痰厥:茯苓四逆汤 肾阳亏损:四逆汤加肉桂 元阳亏损,痰注:附子理中汤 脾肾阳虚:附子理中丸	肾阴虚:麦味地黄丸 肺肾阴虚:都气丸

水饮咳嗽选方示例

三焦	邪实	正虚
上	热:葶苈大枣泻肺汤、越婢加半夏汤 寒:小青龙汤、苓甘五味姜辛汤、小半夏汤、小半夏加茯苓汤 寒夹热:厚朴麻黄汤	热:木防己汤 寒:外台茯苓饮
中	寒热错杂:泽漆汤、十枣汤	寒:苓桂术甘汤 热:泽泻汤
下	寒:己椒苈黄丸、五苓散	寒:金匮肾气丸、真武汤

肝火犯肺咳嗽选方加减示例		
脏腑	选方	加减
肝火犯肺	黄芩泻白散合黛蛤散	火热较盛,咳嗽频作,痰黄者,可加栀子、牡丹皮、浙贝母、枇杷叶 胸闷气逆,加枳壳、旋覆花 胸痛配郁金、丝瓜络 痰黏难咯,酌加海浮石、浙贝母、竹茹、瓜蒌皮 火郁伤津,咽燥口干,咳嗽日久不减,酌加北沙参、麦冬、天花粉、诃子,以养阴生津敛肺

【临证要点】

临证要注意结合以下特点,进行全面辨证:

1. 主要症状特点　如咳嗽的发作时间、发作形式、诱发原因等。

(1) 咳嗽的发作时间:时间发作特征明显的可参照六经欲解时间用药。例如,凌晨 1 点以后咳嗽发作,是厥阴病欲解时,参考其他相应的临床表现,若考虑寒热错杂的厥阴病,可用乌梅丸治疗。

(2) 咳嗽的发作形式:阵发性咳嗽(顿咳)特点突发快止,表现为痉挛性咳嗽,从肝论治。肝阳亢盛用柴胡脱敏汤(小柴胡汤去参姜枣 + 过敏煎 + 三拗汤),肝阴虚用一贯煎。如果表现为气上冲逆作咳,则考虑肺胃之气上逆,当肃肺和胃,用橘皮、竹茹,方选旋覆代赭汤。

(3) 咳嗽的诱发因素:遇寒咳嗽加重,往往是寒邪致病,治疗重在散寒;受热加重,可以是阴虚,也可能是热盛,治疗或是滋阴,或是清热。如遇多种气味敏感咳嗽加重,往往从风论治,可选苏黄止咳汤。

2. 伴随症状特点　例如,辨别痰、咽喉感觉、口鼻的感觉等,同时结合全身症状如寒热、汗出、二便等。

(1) 辨痰

1) 有痰咳嗽:晨起咳嗽,咳声重浊,多伴有痰,痰出咳减,痰出方舒,多为脾虚痰湿,可以考虑温胆汤加知母、贝母。夜间咳嗽又分不同的类型:①上床半小时内开始咳,坐起后有所缓解,多由鼻涕倒流刺激咽喉引起,如各种鼻炎。②躺下即咳嗽,多伴痰多、清稀,辨证考虑支饮咳嗽。③晨起和晚上睡前咳嗽较重,有痰,或伴有喘息发作,多病程较长,易反复,易加重,考虑脾虚痰湿。

2) 无痰咳嗽:无痰咳嗽多辨为燥。如入睡 1~2 小时后突然剧烈急咳,或伴随胸闷、胀气、口干口苦、声音沙哑等症状,则很可能是胃食管反流所致的咳嗽。胃食管反流典型的症状是烧心、反酸,食管外症状是慢性咳嗽、喉炎、哮喘、声音嘶哑等,因此反酸伴咳嗽应考虑此病,中医病机为胆胃之气上逆。此外,夜间无痰咳嗽剧烈者还须考虑阴血亏虚,可加当归、白芍。

(2) 辨咽部症状:一般包括咽痒、咽干、咽痛、咽堵四大症状。

1) 咽痒:从风论治。

外风:遇风、寒、燥、火则痒。依寒热不同可选荆芥、防风、紫苏叶、桑叶、蝉蜕、薄荷。

内风:无明显外因的刺激即痒,内燥化风,肺热化风。如情绪激动导致的咽痒,病因为肝阴虚;平躺导致的咽痒,病因为气逆和水饮。无论虚实,治疗此类咽痒均可应用清热息风止痒之品,如钩藤、薄荷、蝉蜕。

2)咽干:从燥论治。

外感燥邪:多与天气干燥有关,又可分为温燥和凉燥。温燥可选用桑杏汤,凉燥可选用杏苏散。

内邪:主要是阴虚生燥,以夜里口干、咽干明显。又可分为肺阴虚、肺肾阴虚。阴虚肺燥,可选用沙参麦冬汤、麦门冬汤;肺肾阴虚,可选用百合固金汤。

3)咽痛:需分寒热,以热痛为多。咽喉红则是热,咽喉暗则为寒。

热痛:实热咽痛表现为饮食则咽痛加重,选方桑菊饮、银翘散加减。虚热咽痛昼轻夜重,可同时伴有其他阴虚的表现,可考虑沙参麦门冬汤、麦门冬汤、引火汤治疗。

寒痛:不影响饮食,多为寒邪痹阻,选麻黄汤类方、桂枝汤,半夏苦酒汤等。

4)(从痰湿论治)异物感,咳之不出,咽之不下。辨证偏寒湿,可用半夏厚朴汤;偏于湿热,可用上焦宣痹汤。

【诊疗流程】

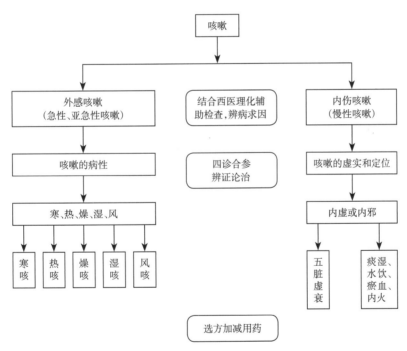

(焦以庆)

？复习思考题

1. 简述外感咳嗽的辨证要点。

2. 简述内伤咳嗽的辨证要点。

3. 西医认为引起亚急性咳嗽最常见的原因有哪些?

4. 中医对咳嗽的病因病机如何认识?

5. 简述咳嗽的诊治流程。

6. 患者刘某,女,69 岁。就诊日期:2019 年 7 月 9 日。主诉:咳嗽 3 个月余。患者 2019 年 3 月底曾在海边受凉,之后即出现咳嗽,当时痰量不多。近 2 个月来痰多色白质黏。发病 1 个月时咽痛,现已好转。刻下症:咳嗽,痰多色白质黏,易咯出,怕冷,口偶苦,不欲饮,纳可,二便可,舌质淡,苔白厚腻,脉略滑。

请问此例如何辨证? 如何处方?

第三节　风温肺热病

培训目标

1. 掌握风温肺热病的定义、病因病机、治疗原则以及分型论治,能够根据不同证候制订相应的治疗方案。

2. 熟悉风温肺热病的主要鉴别诊断。

3. 了解风温肺热病的预防调护、预后及转归。

PPT 课件

04章03节PPT

古代医籍
精选

ER-4-3

风温肺热病是肺热病与风温病的合称,是感受风热病邪所引起的以发热、咳嗽、咳痰为主要症状,以容易传变为特征的急性外感热病,有时还会出现胸闷痛、喘促、神昏、脱证等,四季皆可发生,以冬春季节为多发。

本病病因有外邪侵袭、肺卫受邪,以及正气虚弱、抗邪无力两个方面。病变部位在肺,其传变规律及辨证论治多遵循卫、气、营、血。从临床表现来看,风温肺热病相当于西医的社区获得性肺炎、支气管周围炎和急性气管 - 支气管炎等急性肺部感染疾患。

【典型案例】

晏某,女,71 岁,退休。初诊日期:2018 年 11 月 5 日。主诉:咳嗽、咳痰 5 日,加重伴发热 3 日。现病史:患者于 5 日前受凉后出现咳嗽,咯黄黏痰,伴恶寒、全身酸痛,鼻塞、流涕,至社区门诊就诊,予"中药汤剂"治疗后症状无明显缓解。3 日前出现发热,最高体温 39.0℃,体温高峰无规律,查血常规:白细胞计数 7.11×10^9/L,中性粒细胞比例 75.3%。胸部 CT 示双肺上叶、下叶散在小片状磨玻璃影及密度增高影,考虑感染灶,右肺中叶大片感染灶;右侧少量胸腔积液。既往史:既往有"高血压"病史 30 余年,规律服用"苯磺酸氢氯地平,1 片 /d"。26 年前因"胆囊结石"行"胆囊切除术"。否认疫区、疫水接触史,否认药物、食物过敏史,否认家族遗传病史。刻下症见:咳嗽,咳声重浊,咯大量白色黏痰,发热,微恶寒,头痛,鼻塞,口干,不思饮食,睡眠可,大便干,3 日未解,小便量少。舌边尖红,苔薄白,脉浮数。查体及检查资料:体温 37.5℃,呼吸 22 次 /min,血压 132/88mmHg,神志清楚,双肺底闻及少许湿啰音。血气分析:pH 值 7.38,PaO_2 68mmHg,$PaCO_2$ 42mmHg,HCO_3^- 22mmol/L。

问题一 通过病史采集,四诊合参,本案例的诊断及诊断依据是什么? 如何与其他病证鉴别?

思路 抓住主要症状进行诊断,患者咳嗽、咳痰,伴发热、头痛,鼻塞,冬季发病,当属中医"风温肺热病"范畴。普通感冒以上呼吸道症状为主,本例患者高热,且大量咯痰,胸部 CT 证实存在肺部感染,因此不属于普通感冒。肺痈以咯吐脓性痰为特点,喉中有腥味,且反复发作,本例不符合,因此结合病史、症状,不难与普通感冒、肺痈相鉴别。

📑 知识点 1

风温肺热与感冒、肺痈鉴别要点

风温肺热病是肺热病与风温病的合称,是感受风热病邪所引起的,以容易传变为特征的急性外感热病。以发热、咳嗽、咳痰(痰白或黄或黏稠或带血)、舌红苔白或黄、脉浮数为主症,胸部 X 线或 CT 见肺部有渗出病灶为主要表现。

风温肺热与感冒鉴别要点

	风温肺热病	感冒
病因及症状	均由风热病邪引起,临床均可见发热、咳嗽、咳痰	
病情、病势	起病急骤,病情重	病情轻
转归	寒战高热,或伴胸痛、气喘,甚至神志昏迷,阴竭阳脱	病位局限在卫分,少传变

风温肺热病与肺痈鉴别要点

	风温肺热病	肺痈初期
病因	外感风热,肺卫失宣	外感风热,痰热素盛
病机	风温邪袭肺卫,属卫气分	邪热郁肺,成痈化脓
发病季节	冬春多发	无季节特异性
症状	发热、恶寒、咳嗽、咳痰。风温为感受风热邪气,虽有黄痰,或热邪灼伤肺络而痰中带血,无腥臭脓痰	发热、恶寒、咳嗽、咳痰。肺痈初期与风温极为类似。肺痈咯吐浊痰明显,喉中有腥味是其特点

问题二 西医诊断是什么? 如何判断此患者病情严重程度?

思路 患者社区发病,出现咳嗽、咳痰、发热,双肺下野闻及湿啰音,结合血常规、胸部 CT 结果,西医诊断为社区获得性肺炎。结合患者神志、呼吸频率、血压、血气、尿素氮等,判断该患者的病情为非重症。

知识点 2

社区获得性肺炎

社区获得性肺炎（community-acquired pneumonia，CAP）是指在医院外罹患的感染性肺实质（含肺泡壁，即广义上的肺间质）炎症，包括具有明确潜伏期的病原体感染在入院后于潜伏期内发病的肺炎。

（1）社区发病。

（2）肺炎相关临床表现：①新近出现的咳嗽、咳痰或原有呼吸道疾病症状加重，伴或不伴脓痰、胸痛、呼吸困难及咯血；②发热；③肺实变体征和/或闻及湿啰音；④外周血白细胞>$10×10^9$/L 或 <$4×10^9$/L，伴或不伴细胞核左移。

（3）胸部影像学检查显示新出现的斑片状浸润影、叶或段实变影、磨玻璃影或间质性改变，伴或不伴胸腔积液。

符合（1）、（3）及（2）中任何 1 项，并除外肺结核、肺部肿瘤、非感染性肺间质性疾病、肺水肿、肺不张、肺栓塞、肺嗜酸粒细胞浸润症及肺血管炎等后，可建立临床诊断。

知识点 3

重症肺炎诊断标准

符合下列 1 项主要标准或≥3 项次要标准，可诊断为重症肺炎。

主要标准：①需要气管插管行机械通气治疗；②脓毒症休克经积极液体复苏后仍需要血管活性药物治疗。

次要标准：①呼吸频率≥30 次/min；②氧合指数≤250mmHg（1mmHg=0.133kPa）；③多肺叶浸润；④意识障碍和/或定向障碍；⑤血尿素氮≥7.14mmol/L；⑥收缩压<90mmHg，需要积极的液体复苏。

问题三　本案例的辨证要点是什么？病因病机如何分析？

思路　患者咳嗽，咯大量白色黏痰，伴发热，微恶寒，头痛，鼻塞，口干，大便干，舌边尖红，苔薄白，脉浮数。

辨证要点及病因病机：①病理因素：风热；②病机：风热外袭，肺卫受邪，肺失宣肃；③病位：肺卫；④病理性质：实热证；⑤证型：风热犯肺。

知识点 4

风温肺热病的病理因素、证型及临床特征

病理因素		证型	临床特征
实证类	风热	风热犯肺	发病初起，发热重恶寒轻，咳嗽，痰少，口微渴，头痛、鼻塞，舌边尖红，苔薄白或微黄，脉浮数

续表

病理因素	证型		临床特征
实证类	寒热错杂	外寒内热	发热,恶寒,无汗,咳嗽,痰黄或白黏,咳痰不爽,咽干,咽痛,肢体酸痛,舌质红,苔黄腻,脉浮
	痰热	痰热壅肺	身热烦渴,咳嗽胸痛,气粗,咳黄色或铁锈色痰、质黏稠,便秘,小便短赤,舌红苔黄,脉滑数
正虚邪恋类	阴虚	气阴两虚	身热渐退,咳嗽,无痰或少痰,咳痰不爽,气短、乏力,口干或渴,自汗,盗汗,手足心热,舌体瘦小、舌质淡红,苔少,脉细、沉、数
危重证类	热毒	热陷心包	高热、烦躁或神志恍惚、昏蒙、谵妄、昏愦不语;舌红甚至红绛,脉滑数或细数
	阴阳亏虚	邪陷正脱	呼吸短促或气短息弱;神志恍惚、烦躁、嗜睡;面色苍白或潮红;大汗淋漓;四肢厥冷;舌质淡或绛、少津,脉微细欲绝或疾促

问题四　本案如何辨证论治?

思路　本案急性起病,有外感因素,辨证属风热犯肺,可以"急则治其标",先治以疏风清热,清肺化痰。方选银翘散加减,具体方药:金银花10g,连翘10g,桔梗10g,荆芥10g,薄荷(后下)10g,苦杏仁(打碎后下)10g,北柴胡24g,酒黄芩10g,法半夏9g,旱前胡15g,羌活10g,川芎10g,茯苓20g,生甘草3g。水煎服,分3次服用,于三餐后1小时各服用1次,每次服用150ml。

知识点5

风温肺热病分型论治

分期	证型	治法	代表方	常用加减
实证类	风热犯肺	疏风清热,清肺化痰	银翘散加减	头痛目赤者,加菊花、桑叶;喘促者,加麻黄、生石膏(先煎);咽喉肿痛者,加山豆根、马勃;口渴者,加天花粉、玄参
	外寒内热	疏风散寒,清肺化痰	麻杏石甘汤合清金化痰汤加减	恶寒无汗、肢体酸痛者,加羌活、独活;往来寒热不解、口苦者,加北柴胡
	痰热壅肺	清热解毒,宣肺化痰	清金化痰汤合《千金》苇茎汤加减	咳嗽带血者,加白茅根、侧柏叶;热盛伤津者,加麦冬、生地黄、玄参;大便秘结者,加酒大黄、枳实、桑白皮;兼血瘀证,见舌有瘀斑、瘀点者,加地龙、赤芍

续表

分期	证型	治法	代表方	常用加减
正虚邪恋类	气阴两虚	益气养阴,润肺化痰	生脉散合沙参麦冬汤加减	低热不退者,可加北柴胡、白薇;兼见肺脾气虚,加炒白术、茯苓、怀山药、秫米、炒谷麦芽;兼有痰热者,可酌加芦根、薏仁、冬瓜仁、浙贝母、竹茹等清化痰浊
危重证类	热陷心包	清心凉营,豁痰开窍	清营汤送服安宫牛黄丸	抽搐者,加用钩藤、全蝎、地龙;口唇发绀,舌有瘀斑、瘀点者,加牡丹皮、紫草;腑气不通者,加生大黄、芒硝
	邪陷正脱	益气养阴,回阳固脱	阴竭者用生脉散加味;阳脱者用参附汤加味	病情危重,可配合中药注射剂静滴。偏于阴竭者,可选用参脉注射液,偏于阳脱者,可选用参附注射液

【临证要点】

1. 早期截断　风温肺热病来势急、传变快,可由卫分→气分→营分→血分或由卫分直接逆传心包。在治疗上要把握住卫、气两关,以截断疾病的传变,初期为邪在肺卫,用辛凉轻剂,轻清宣透,使邪疏散而解。中期邪热在卫、气两关,邪正斗争激烈,若能掌握病机,及时清宣化痰、苦寒泄热、开结通腑,就可截断疾病的传变。

2. 强调通腑泄热　风温肺热病患者多数合并有便秘、腹胀等,对于热结便秘的患者常加用通腑泄热之品,故治疗上,形体壮实者可加用大黄通腑泄热。

3. 强调顾护脾胃、益胃生津　本病最易化燥伤阴,因而养阴生津为风温肺热病的基本治疗方法之一。在泄热透邪的同时,加用粳米、石斛、麦冬等药物益胃生津。

4. 风温肺热病的论治要点

(1) 单纯外感所致的风温肺热病可按照卫气营血辨证,分三期而论治。

(2) 内伤基础上的外感风温肺热病要辨不同的内伤基础而论治。常见的内伤基础如下:①患有心系内伤时更易感外邪,发热可不显著而衰弱的临床表现突出,心悸、胸痹发作次数增加,祛除外邪的同时应适当益气活血通络。②患有肺系内伤时,体弱者可不发热,原有咳喘加重,痰黄量多,痰黏不畅而胸闷憋气加剧,治疗应注意清热化痰解毒、透邪外达。③消渴病患者外感时伤津更突出,易出现中焦湿热与肺肾阴亏并存,治疗应注意固护津液与清化湿热的孰轻孰重。④阳气不足:平素面色㿠白,畏寒怕冷,无痰或痰稀白,舌质淡或水滑,舌体胖大,苔薄,脉细弱无力。此类患者在治疗时注意扶正,各期均可加用益气温阳之药。

5. 饮食起居调护　注意忌食辛辣燥热等刺激之品,发热患者多饮水;加强呼吸道护理,拍背排痰,以利早日康复。

【诊疗流程】

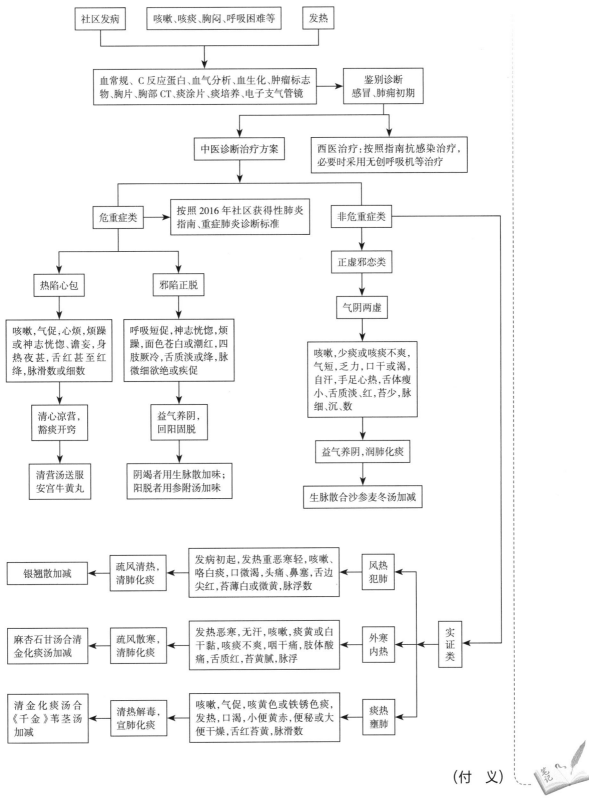

(付 义)

扫一扫
测一测

❓ 复习思考题

1. 风温肺热病中医诊断要点是什么？

2. 重症肺炎的诊断标准是什么？

3. 请叙述风温肺热病的分型论治。

4. 患者,女,33 岁,咳嗽、咳痰,低热不退,气短乏力,自汗、盗汗不止,口渴喜饮,频频呕恶,睡眠差,大便难解,小便正常,舌质红绛,脉细弱。查体:体温 37.6℃,脉搏 95 次 /min,呼吸 23 次 /min,血压 133/89mmHg,神志清楚,口唇无发绀,指氧饱和度 93%(未吸氧),双肺呼吸音粗糙,双肺底闻及少许湿啰音,未闻及干啰音及胸膜摩擦音。血常规:白细胞计数 $7.11×10^9$/L,中性粒细胞比率 75.3%,淋巴细胞比率 18.0%,嗜酸性粒细胞比率 0.40%。胸部 CT:双肺上叶、下叶散在小片状磨玻璃影及密度增高影,考虑感染灶,右肺中叶大片感染灶;左肺下叶前内基底段小肺大泡;右侧少量胸腔积液。血气分析:pH 值 7.39,PaO_2 67mmHg,$PaCO_2$ 40mmHg,HCO_3^- 22mmol/L。

(1) 该患者中医诊断是什么？

(2) 该患者西医诊断是什么？

(3) 如何判断患者病情是否危重？

(4) 对此患者如何进行中医辨证论治？

第四节　哮　　病

🖥 培训目标

1. 掌握哮病的定义、病因病机、治疗原则以及分型论治,能够根据不同证候制订相应的治疗方案。

2. 熟悉哮病与喘证的关系及鉴别诊断。

3. 了解哮病的预防调护、预后及转归。

　　哮病是一种发作性的痰鸣气喘疾患。发作时喉中有哮鸣音,气促,呼吸困难,甚则喘息不能平卧,缓解时可如常人。常常反复发作,夜间为甚。《黄帝内经》在许多篇章里,都有有关哮病症状、病因病机的记载。汉代张机《金匮要略·肺痿肺痈咳嗽上气病脉证并治》中有:"咳而上气,喉中水鸡声,射干麻黄汤主之",明确提出了哮病发作时的特征及治疗。元代朱震亨首创哮喘病名,并在《丹溪心法》中有专篇论述,认为"哮喘必用薄滋味,专攻于痰",提出"未发以扶正气为主,既发以攻邪气为急"的治疗原则。

　　哮病分为发作期和缓解期。发作期以祛邪为主,缓解期以扶正为主。根据哮病的临床表现,西医学的支气管哮喘、喘息性支气管炎、嗜酸性粒细胞增多症等疾病引起的哮喘,以及哮喘的特殊类型如月经性哮喘、阿司匹林哮喘等均可参照本病辨证施治。

【典型案例】

刘某,男性,40 岁。初诊日期:2017 年 6 月 8 日。主诉:发作性喘息、喉中哮鸣 8 年,加重 3 天。现病史:患者自诉于 8 年前受凉后出现喘息、喉中哮鸣,就诊于社区医院,诊断为"支气管哮喘急性发作",予以解痉、平喘治疗后症状缓解(具体用药不详)。之后患者多次喘息发作,自觉与饮食及刺激性气味有关,未规律吸入或口服药物治疗,喘剧时吸入"沙丁胺醇气雾剂"可以缓解。3 天前因接触刺激性气味后再次出现喘息发作,胸闷、气短、喉中哮鸣,自行吸入沙丁胺醇不能缓解,夜间更重,甚至不能平卧,可听到喉中哮鸣音,伴有咳嗽,痰黄黏。为求系统诊治由门诊收入院。现症:喘息、喉中哮鸣,胸闷气短,夜间更甚,咳嗽、咳黄黏痰、不易咯出,纳可,寐欠安,小便黄,大便可。舌质红,苔黄微腻,脉滑数。查体阳性体征:双肺可闻及哮鸣音。肺功能:中度阻塞性通气功能障碍;小气道功能中度受损。呼出气一氧化氮水平测定(FeNO):60ppb。

古代医籍
精选

喉中喘鸣

问题一　通过病史采集,四诊合参,本案例的诊断及诊断依据是什么?

思路　诊断依据:患者发作性喘息、喉中哮鸣 8 年,多次喘息发作,自觉与饮食及刺激性气味有关,胸闷、气短、喉中哮鸣,夜间更重,甚至不能平卧,双肺可闻及哮鸣音。根据患者既往病史、家族史、过敏史,以及就诊时的临床特点及体征,本案临床诊断为哮病急性发作。

知识点 1

支气管哮喘的诊断标准

(1) 反复发作喘息、气急、胸闷或咳嗽,多与接触变应原、冷空气、物理或化学性刺激以及病毒性上呼吸道感染、运动等有关。

(2) 发作时在双肺可闻及散在或弥漫性以呼气相为主的哮鸣音,呼气相延长。

(3) 上述症状和体征可经治疗缓解或自行缓解。

(4) 除外其他疾病所引起的喘息、气急、胸闷和咳嗽。

(5) 临床表现不典型者(如无明显喘息或体征),应至少具备以下 1 项肺功能试验阳性:①支气管激发试验或运动激发试验阳性;②支气管舒张试验阳性,FEV_1 增加≥12%,且 FEV_1 增加绝对值≥200ml;③呼气流量峰值(PEF)日内或昼夜变异率 >10% 或 PEF 周变异率 >20%。符合 1~4 条或 4、5 条者,可以诊断为哮喘。

问题二　本案例的辨证要点是什么? 病因病机如何分析?

思路　辨证要点:患者喘息,喉中哮鸣,胸闷,气短,夜间更甚,咳嗽,咳黄黏痰,痰不易咯出,纳可,寐欠安,小便黄,大便可,舌质红,苔黄微腻,脉滑数。①病理因素:素有伏痰、痰从热化;②病机:痰热蕴肺,痰阻气道,肺失宣降,肺气上逆,气道挛急;③病位:在肺;④病理性质:以邪实为主;⑤证型:热哮证。

笔记

患者先天禀赋不足,肺、脾、肾脏腑功能失调,津液凝聚成痰,伏藏于肺成为"宿根"。遇外邪侵袭,邪从热化,引触伏痰,痰随气升,气因痰阻,相互搏结,壅塞气道,以致气道挛急狭窄,肺失宣降,发为哮喘。

知识点 2

哮病的病因病机

哮病的病因有外邪侵袭、饮食不当、情志刺激、体虚病后等,以上因素均可导致脏腑功能失调,以致津液凝聚成痰,伏藏于肺,成为哮病发病的潜在"宿根"。每当遇到外邪、饮食、情志、劳倦等诱因,引触伏痰,发为哮喘。

哮病发作时的基本病理变化为内伏之痰,遇感引动,痰随气升,气因痰阻,相互搏结,壅塞气道,肺气宣降失常,气道挛急狭窄,通畅不利,而致哮鸣如吼,咳痰、喘促。

哮病病因病机转化示意图如下:

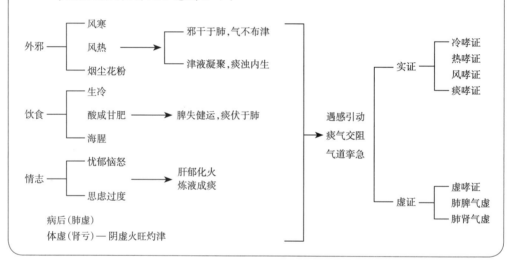

知识点 3

哮病的诊断依据

1. 呈反复发作性。常因气候突变、饮食不当、情志失调、劳累等因素诱发,起病急骤。发作前多有鼻痒、喷嚏、咳嗽、胸闷等先兆。发作时喉中有明显哮鸣声,呼吸困难,不能平卧,甚至面色苍白,唇甲青紫,约数分钟、数小时后缓解。严重者持续难平,可出现喘脱危象。

2. 平时如常人,或稍感疲劳、纳差、痰多。

3. 多与先天禀赋有关,有过敏史或家族史。

4. 两肺可闻及哮鸣音,或伴湿啰音。血常规、肺功能、胸部影像学(X 线或CT)、血气分析等检查有助于诊断。

知识点 4

哮病与喘证、支饮鉴别

哮病和喘证、支饮的表现相似,但在治疗上是不同的。尤其是哮病和支饮,两者在临床表现上非常相似,但治疗上有很大的差别。辨别不清会贻误病情,应详细甄别

哮病与喘证、支饮鉴别要点

	哮病	喘证	支饮
起病特点	常由气候突变、饮食不当、情志失调、劳累等诱发,间歇发作,突然起病,迅速缓解	多有慢性咳嗽、哮病、肺痨、心悸等病史,每遇外感及劳累而诱发	多由慢性咳嗽经久不愈,逐渐加重而成咳喘,病情时轻时重,发作与间歇的界限不清
基本病机	宿痰伏肺,遇诱因引触,痰阻气道,气道挛急,肺失宣降,肺气上逆	肺失宣降,肺气上逆,或肺肾出纳失常而致肺气壅塞	三焦气化失常,水液在体内运化输布失常,停积于胸肺
主症	发时喉中哮鸣有声,胸闷,呼吸急促困难,甚至喘息不能平卧,轻度咳嗽或不咳	呼吸困难,甚至张口抬肩、鼻翼煽动、不能平卧	咳逆喘息,痰白量多
体征	肺部听诊可闻及哮鸣音,或伴有湿啰音	两肺可闻及干、湿啰音	两肺可闻及干、湿啰音

问题三　本案例如何辨证论治?

思路　本案属于急性发作期,辨证为热哮,痰热壅肺证。首先要辨清标本虚实,朱震亨有"既发以攻邪气为急"之旨,发时治其标,刻下表现为喘息、胸闷、气短、咳嗽、黄痰等急性发作表现,为标实之症,故应以攻邪为急。再辨寒热,为痰热之证,根据"热者寒之"的治疗原则,应治以清热之法,治疗原则为清热宣肺、化痰定喘,选用定喘汤加减。具体方药:炙麻黄 6g,炒苦杏仁 10g,生石膏(先煎)30g,炙甘草 6g,桑白皮 10g,黄芩 10g,黄连 10g,紫苏子 10g,瓜蒌 10g,清半夏 10g,陈皮 15g,白果 10g。每日 1 剂,水煎取汁 400ml,分 2 次温服。

 知识点 5

哮病的辨证分型与分型论治表
实证辨证分型

	冷哮证	热哮证	痰哮证	风哮证
证候	喉中哮鸣如水鸡声,呼吸急促,喘憋气逆,胸膈满闷如塞,咳不甚,痰少咯吐不爽,色白而多泡沫,口不渴或渴喜热饮,形寒怕冷,天冷或受寒易发,面色青晦	喉中痰鸣如吼,喘而气粗息涌,胸高胁胀,咳呛阵作,咳痰色黄或白,黏浊稠厚,咯吐不利,口苦,口渴喜饮,汗出,面赤,或有身热,甚至有好发于夏季者	喉中痰涎壅盛,声如拽锯,喘急胸满,但坐不得卧,痰多易出,面色青黯	喘憋气促,喉中鸣声如吹哨笛;咳嗽、咳痰,痰黏腻难出,无明显寒热倾向,起病多急,常倏忽来去,发前自觉鼻、咽、眼、耳发痒,喷嚏、鼻塞,流涕

续表

	冷哮证	热哮证	痰哮证	风哮证
舌脉	舌苔白滑,脉弦紧或浮紧	舌质红、苔黄腻,脉滑数或弦滑	舌苔厚浊或黄腻,脉滑实	舌苔薄白,脉弦
病机	寒痰伏肺,遇感触发,痰升气阻,肺失宣畅	痰热蕴肺,壅阻气道,肺失清肃	肺脾两虚,痰浊壅肺,肺气郁闭,宣肃失职	宿痰伏肺,风邪引触,气道挛急

实证分型论治

	冷哮证	热哮证	痰哮证	风哮证
治法	宣肺散寒,化痰平喘	清热宣肺,化痰定喘	健脾化痰,降气平喘	疏风宣肺,解痉止哮
方药	射干麻黄汤(《金匮要略》)加减:射干、炙麻黄、生姜、细辛、紫菀、款冬花、紫苏子、法半夏、白果、甘草	麻杏石甘汤(《伤寒论》)加减:炙麻黄、苦杏仁、黄芩、生石膏、桑白皮、款冬花、法半夏、白果、甘草	麻杏二三汤(验方)加减:炙麻黄、苦杏仁、橘红、法半夏、茯苓、炒紫苏子、莱菔子、白芥子、诃子、甘草	黄龙舒喘汤(验方)加减:炙麻黄、地龙、蝉蜕、紫苏子、石菖蒲、白芍、白果、甘草、防风
加减	表寒里饮,寒象明显者,可用小青龙汤,酌配苦杏仁、白芥子、橘红以温肺化饮,降气祛痰;痰涌气逆,不得平卧加葶苈子、紫苏子泻肺降逆,并酌加苦杏仁、白前、陈皮等化痰利气;咳逆上气,汗多加白芍以敛肺	肺气壅实,痰鸣息涌,不得平卧加葶苈子、广地龙泻肺平喘;肺热壅盛,痰吐稠黄加海蛤壳、射干、知母、鱼腥草以清热化痰;兼有大便秘结者可用大黄、芒硝、瓜蒌、枳实通腑以利肺;久热盛伤阴,气急难续,痰少质黏,口咽干燥,舌红少苔,脉细数者当滋阴清热化痰,加南沙参、知母、天花粉	若感受风邪,发作急骤者,加紫苏叶、防风以祛风化痰,僵蚕、蝉蜕祛风解痉;若痰壅喘急,不能平卧,加用葶苈子、猪牙皂泻肺涤痰,必要时可暂予控涎丹泻肺祛痰	若外风引发,鼻塞、喷嚏、流涕重者,加蝉蜕、防风、白芷;若情志不遂,肝郁化风者,用过敏煎(柴胡、防风、蝉蜕、五味子、乌梅、甘草)加郁金、钩藤

虚证辨证分型

	虚哮证	肺脾气虚证	肺肾两虚证
证候	气短息促,动则喘甚,发作频繁,甚则持续喘哮,口唇、爪甲青紫,咳痰无力,痰涎清稀或质黏起沫,面色苍白或颧红唇紫,口不渴或咽干口渴,形寒肢冷或烦热	气短声低,自汗,怕风,易感冒,倦怠无力,食少便溏	短气息促,动则为甚,腰膝酸软,脑转耳鸣,不耐劳累。或五心烦热,颧红,口干;或畏寒肢冷,面色苍白

笔记

续表

	虚哮证	肺脾气虚证	肺肾两虚证
舌脉	舌质淡或偏红,或紫黯,脉沉细或细数	舌质淡、苔白,脉细弱	舌质红、少苔,脉细数;或舌淡、苔白,质胖,脉沉细
病机	哮病久发,肺肾两虚,摄纳失常	哮病日久,肺脾两虚,气不化津,痰饮蕴肺,肺气上逆	哮病久发,精气亏乏,摄纳失常

虚证分型论治

	虚哮证	肺脾气虚证	肺肾两虚证
治法	补肺纳肾,降气平喘	健脾益肺,培土生金	补肺益肾
方药	平喘固本汤(验方)加减:黄芪、胡桃肉、五味子、紫苏子、法半夏、款冬花、陈皮、地龙	六君子汤(《妇人良方》)加减:党参、白术、山药、薏苡仁、茯苓、法半夏、陈皮、五味子、甘草	补肺散(《永类钤方》)合金水六君煎(《景岳全书》)加减:桑白皮、熟地黄、人参、紫菀、五味子、当归、法半夏、陈皮、茯苓、炙甘草
加减	肾阳虚加附子、鹿角片、补骨脂、钟乳石;肺肾阴虚,配南沙参、麦冬、生地黄、当归;痰气瘀阻,口唇青紫,加桃仁、苏木;气逆于上,动则气喘,加紫石英、磁石镇纳肾气	表虚自汗,加炙黄芪、浮小麦、大枣;怕冷,畏风,易感冒,可加桂枝、白芍、附子;痰多者,加前胡、苦杏仁	肺气阴两虚为主者,加黄芪、沙参、百合;肾阳虚为主者,酌加补骨脂、淫羊藿、鹿角片、炮附片、肉桂;肾阴虚为主者,加生地黄、冬虫夏草。另可常服紫河车补益肾精

知识点 6

中医外治疗法及其他可以用于哮病的治疗方法

1. 针灸　①实证常用穴位有大椎、身柱、风门、肺俞、丰隆、膻中、曲池、合谷、外关、商阳、鱼际等。②虚证常用穴位有肺俞、璇玑、膻中、天突、气海、关元、膏肓、神阙、三阴交、肾俞、复溜、命门等。每次选穴 8~10 个,或针或灸,每日 1 次,10 日为 1 个疗程,中间休息 1 周。

2. 贴敷法　参考《张氏医通》白芥子膏贴敷,炒白芥子、延胡索各 20g,细辛、甘遂各 10g,共研细末,用生姜汁调成糊状。将药糊贴敷于穴位上(双侧定喘穴、双侧肺俞穴、天突穴、膻中穴、双侧中府穴),以胶布固定。贴 4~6 小时后去药洗净,注意防止出现明显的皮肤损伤。

3. 冬病夏治　冬病夏治之贴敷法,是夏季三伏天用药以预防和治疗哮喘发作的有效方法,是中医治疗哮喘的特色疗法。《张氏医通》白芥子膏贴敷是冬病夏治的代表方法,此外还可以采用针灸、督灸、脐灸等外治疗法,以及服用中药、膏方等方法来达到预防哮喘发作的目的。

4. 膏方   膏方是利用药性的偏胜,来纠正人体阴阳气血虚损,达到治疗和预防哮喘发作目的的有效方法。通过辨证施治的处方熬制的膏方,能够整体调理,补治结合,针对性强,常在冬季服用,也可以常年按需服用。

除此之外,治疗哮喘的中医外治疗法还有督灸、脐灸、穴位埋线、自血穴位注射、拔罐疗法等。

【临证要点】

1. 哮病的治疗应标本兼顾   发时治其标,发作期以祛邪为主,应注意"痰饮留伏"是哮喘发病的病理因素;缓时治其本,缓解期以扶正为主,注意区别肺、脾、肾的主次。

2. 明辨寒热、虚实甚至寒热错杂、虚实夹杂   冷哮证、痰哮、风哮等证均可兼夹热证,热哮可以外感寒邪,久病、老年、阳气虚衰每可寒化表现为寒哮,虚实之间也可以在一定条件下互相转化,临证应仔细甄别寒热虚实。

3. 重视祛风法、解痉法的使用   哮病具有起病急、变化快等风邪"善行而数变"的特征,治当宣肺祛风解痉,药用麻黄、防风、紫苏叶等,以及虫类药地龙、僵蚕、蝉蜕、全蝎、蜈蚣等,有很好的缓解哮喘发作的作用。

4. 注意甄别哮喘的急危重症   以喘息气促、张口抬肩、鼻翼煽动、汗出肢冷、脉浮大无根为表现的喘脱证是哮喘的急危重症,以"急"为先,要中西医共同治疗。

5. 善于内外治疗相结合、治疗和预防相结合   夏季三伏的冬病夏治疗法及冬季服膏方是预防哮喘发作、纠正体质失衡、恢复阴阳平衡的有效方法。

6. 重视预防   防止感冒,避免因寒冷空气刺激而诱发,避免海膻发物,防止过度疲劳等,可减少哮病的发作。

【诊疗流程】

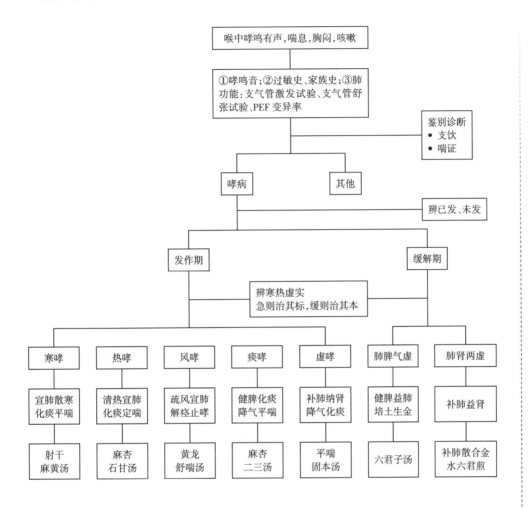

（武　蕾）

复习思考题

1. 哮病的概念是什么？

2. 哮病如何分期？

3. 请分别论述哮病的主要病位，发作期与缓解期的虚实如何辨别，哮病的治疗的基本原则。

4. 哮喘治疗的临证思路是什么？

第五节　喘　　证

培训目标

1. 掌握喘证的定义、病因病机、治疗原则以及分型论治,能够根据不同证候制订相应的治疗方案。
2. 熟悉喘证的主要鉴别诊断。
3. 了解喘证的预防调护、预后及转归。

喘证是指以呼吸困难,甚则张口抬肩,鼻翼煽动,不能平卧等为主要临床特征的一种病证,大多伴有咳嗽、咳痰、胸闷,严重者可发为喘脱。古代文献也称"喘鸣""鼻息""喘息""上气""喘逆""喘促"等。

喘证论治首分虚、实,但大多情况为虚实夹杂。实喘治肺,治以祛邪利气;虚喘治在肺肾,治以培补摄纳。然喘证大多继发于各种急、慢性疾病中,应积极治疗原发病,切忌见喘治喘。此外,喘证多反复发作,临证时按是否急性发作,遵循"急则治其标,缓则治其本"的原则,四诊合参,辨证论治。

喘证主要见于西医的慢性阻塞性肺疾病、呼吸衰竭、重症肺炎、肺动脉高压、喘息性支气管炎、过度通气综合征、心源性哮喘、硅沉着病、慢性心功能不全、大量心包积液、重度贫血、癔症性喘息等疾病。当上述疾病出现喘证的临床表现时,可按喘证进行辨证论治。

喘证既是独立性疾病,也是多种急、慢性疾病过程中的症状,若伴发于其他疾病时,应结合其他疾病的证治规律进行辨证论治。

【典型案例】

赵某,男,75 岁,退休。初诊日期:2015 年 4 月 12 日。主诉:咳嗽间作 20 年,气喘 5 年,再发半个月。现病史:20 年前感冒后出现咳嗽、咳痰,于当地诊所诊断为"支气管炎",经治疗(具体不详),症状缓解。后每遇季节交替或受凉即出现咳嗽,多次查胸片提示支气管炎,每次经治疗 1~3 个月方能好转。5 年前患者自觉气短,劳力后气喘、呼吸困难,至当地医院就医,查血常规:WBC $7.4×10^9$/L,RBC $4.2×10^{12}$/L,NEUT% 56%,LYM% 35%,PLT $230×10^9$/L;动脉血气分析:pH 值 7.38,PaO_2 86mmHg,$PaCO_2$ 37mmHg,HCO_3^- 25mmol/L,BE 1mmol/L(未吸氧);心脏彩超未见异常;胸部 CT 提示肺气肿征象;肺功能示重度阻塞性通气功能障碍,支气管舒张试验阴性。诊断:慢性阻塞性肺疾病。经解痉、平喘、抗炎治疗缓解。后症状反复,时轻时重。半个月前患者劳累后再次出现喘息气促、呼吸困难、气短等。既往史:吸烟史 42 年,15~20 支 / 天,2 年前已戒烟。刻诊:喘息气促、呼吸困难,动则加重,气短,咳嗽,少痰,易汗出,神疲乏力,纳寐一般,二便尚调,舌淡红,苔白,脉弱。肺部听诊:双肺呼吸音减弱,未闻及干、湿啰音。

问题一　通过病史采集,四诊合参,本案例的诊断及诊断依据是什么?

思路　诊断依据:①患者为老年,长期慢性咳嗽、气喘病史;既往长期吸烟史;②此次因劳累诱发,以喘息气促、呼吸困难、气短为主要就诊症状;③查体:肺部听诊双肺呼吸音减弱,未闻及干、湿啰音;④胸部 CT、肺功能、心脏彩超等辅助检查。根据病史、症状、体征、既往史,提取重要信息,综合判断,中医诊断为喘证,西医诊断为慢性阻塞性肺疾病急性加重。

知识点 1

喘证的病因病机

喘证的病因很复杂,外邪侵袭、饮食不节、情志失调、劳欲久病、先天禀赋不足等。病机是肺气上逆、肺失宣降或肾失摄纳、根本不固、气无所主。外邪侵袭主要包括:①六淫之邪:风、寒、暑、湿、燥、火,风为"六淫"之首,且多夹寒夹热挟燥。②烟毒熏灼:主要指吸烟,除主动吸烟外,被动吸烟(即二手烟)的危害也日渐受到人们的重视。③职业性暴露:因工作或生活吸入有机与无机粉尘、有毒颗粒、化学物质等。④空气污染:包括室外空气污染与室内空气污染。室外空气污染,即大气污染;室内空气污染多由在通风条件较差的室内燃烧生物性燃料进行取暖或烹饪所造成,发展中国家的妇女多受其害。⑤吸入变应原,主要包括:花粉、真菌、尘螨、动物毛屑、细微灰尘颗粒等。

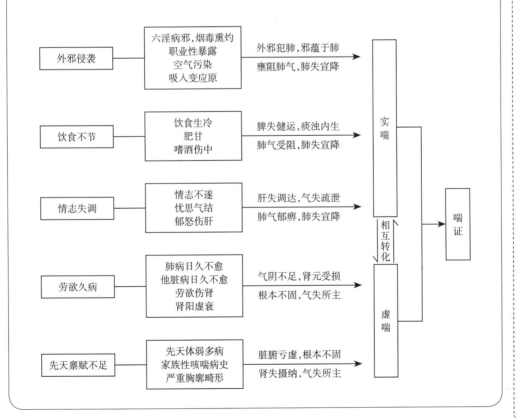

知识点 2

临床表现及诊断要点

1. 临床表现　呼吸困难为喘证的特征性表现,轻重不一。多数患者呈渐进性发展,早期仅见气短,劳累后气喘,症状可持续加重,渐渐发展成稍事活动即出现气喘、呼吸困难;甚则生活不能自理;部分患者突发呼吸困难,来势凶猛。多伴有咳嗽、咳痰;或伴有发热;或伴有胸闷、心慌动悸;或伴情绪波动。重者可见鼻翼煽动,张口抬肩,摇身撷肚,稍动则喘剧欲绝,唇甲发绀,汗出肢冷,或烦躁不安,或日夜颠倒,进一步出现嗜睡、意识模糊,甚则呈昏迷状态。

2. 诊断要点

(1) 以呼吸困难为症状特征,甚者出现张口抬肩,鼻翼煽动,不能平卧,唇甲发绀;大多有伴随症状。

(2) 多有慢性咳嗽、哮病、肺痨、悬饮、心悸等病史,每遇外邪、劳欲、情志失调而诱发。

(3) 部分患者两肺可闻及干、湿啰音,或呼吸音明显减弱,部分患者可见桶状胸。

(4) 实验室检查:可结合胸片、胸部 CT、肺功能、心脏彩超、血常规、血生化、动脉血气分析、气管镜检查。肺功能在明确诊断、评估病情、判断预后方面的作用极其重要。

知识点 3

喘证与哮病、肺胀的鉴别

	喘证	哮病	肺胀
病因	外邪侵袭、内伤饮食、情志不调、劳欲久病、先天禀赋不足	宿痰伏肺,遇外邪、饮食不当、情志不调、劳倦等诱发	多种慢性肺系疾病日久积渐而成;肺、脾、肾三脏虚损,痰、饮、瘀互结于内
病机	肺气上逆,肺失宣降;肾失摄纳,根本不固,气失所主	痰阻气道,气道挛急;肺失肃降,肺气上逆	肺病日久,脏腑虚损;肺气胀满,不能敛降
体征	大多可闻及干、湿啰音,或呼吸音明显减弱,部分伴桶状胸	大多可闻及哮鸣音	大多可闻及干、湿啰音,伴桶状胸;部分伴有肢体浮肿
临床表现	以呼吸困难为特征。多数患者呈渐进性发展,重者可出现鼻翼煽动、张口抬肩,甚则出现喘脱之危候	间歇发作喉中哮鸣有声,呼吸急促,甚则喘息不能平卧,发作与缓解均迅速。哮重咳轻或不咳	胸部膨满,喘息气促,多有咳嗽、咳痰、胸闷、心悸,或唇甲发绀、肢体浮肿,甚则昏迷
特点	喘指气息言,为呼吸气促困难,是多种急、慢性疾病的一个症状。"喘未必兼哮"	哮指声响言,为喉中有哮鸣音;是反复发作的一个独立病种。"哮必兼喘"	肺胀可以隶属于喘证的范畴,哮与喘证经久不愈又可发展成为肺胀

问题二　本案例的辨证要点是什么? 病因病机如何分析?

思路 1　依据病因、症状、舌脉确定中医病位、病性。患者喘息气促,气短,呼吸困难,动则喘甚,咳嗽,少痰,易汗出,神疲乏力,纳寐一般,二便尚调,舌淡红,苔白,脉弱。以喘息气促为主要症状,故辨病为喘证。依据症状"喘息气促,呼吸困难,气短,此次劳累复作",结合"舌淡红,苔白,脉弱"可知其病位在肺,病性为本虚,以肺气虚为本。

思路 2　病因病机:患者既往长期大量吸烟史,肺气津不足,且反复外感邪气,痰浊郁肺,肺气宣发肃降失常,进而累及肺肾两虚,本虚标实,以喘息气促,呼吸困难,动则加重为特点。

知识点 4

辨 证 要 点

1. 辨病位　喘证的病位,主脏在肺和肾,与肝、脾、心有关。

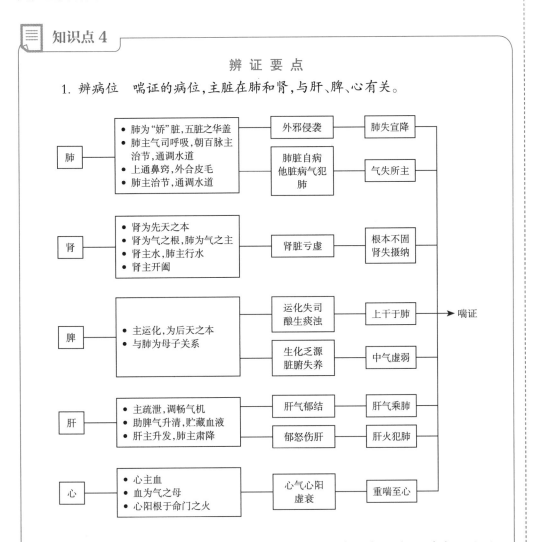

2. 辨病性　喘证的病性有虚、实两类。然喘证患者反复发作,大多年迈体弱,或久病多病,或先天禀赋不足,致脏腑正气亏虚,复感外邪,故临证多见本虚标实之证。

实喘与虚喘的鉴别要点

	实喘	虚喘
发病	起病急,多为年轻体壮者,新病	徐缓,时轻时重,遇劳即甚,多为年老体弱者,久病
症状	呼吸深长有余,呼出为快,气粗声高,伴有痰鸣咳嗽	呼吸短促难续,深吸为快,气怯声低,少有痰鸣咳嗽
脉象	数而有力	微弱或浮大中空
病因	外邪侵袭,饮食不当,情志失调	劳欲久病、先天禀赋不足
病机	邪壅肺气,肺失宣降	肺肾气虚,气机升降出入失常
病位	肺,部分涉及肝	肺肾,涉及心、脾
病性	邪气盛而正气不虚	正气虚
病程	短	长
治则	祛邪利肺	培补摄纳
预后	尚可	较差

喘证病情错杂者,每见下虚上实,虚实夹杂并见。但在病情发展的不同阶段,虚实之间有所侧重,或互相转化。实喘反复发作,迁延不愈,或失治、误治,日久则发为虚喘。虚喘患者,正气亏虚,易受外邪侵犯,邪犯侵袭发病,则见本虚标实之证;或虚喘患者经培补摄纳,锻炼调护,正气渐复,已达阴平阳秘之状,再受外邪侵袭,则可见实喘之象。

问题三　本案如何辨证论治?

思路　本例患者病性为本虚,以肺气虚为本,治以益气补肺,固卫定喘,方以补肺汤合玉屏风散加减。

📋 知识点5

喘证的分证论治

实喘的分证论治

证型	症状	治法	代表方
风寒袭肺	喘息气促,呼吸困难;咳嗽,痰多稀薄色白,无汗,恶寒,口不渴,或伴发热,或兼有头痛,或伴胸闷,或鼻塞,或肢体酸痛。舌苔薄白而滑,脉浮紧或浮数	疏风散寒,宣肺平喘	麻黄汤合华盖散加减
	若素有寒饮内伏,外感寒邪,则见外寒内饮之象	疏风散寒,温肺化饮	小青龙汤加减
	若肺有郁热,外感寒邪;或表寒未解,内已化热,热郁于肺,寒邪束表,均可见外寒内热之象,亦称之为"寒包火"	解表清里	麻杏石甘汤加减

续表

证型	症状	治法	代表方
痰热壅肺	喘息气促,呼吸困难;胸闷,咳嗽,痰多黏稠色黄,或夹血色;或伴胸中烦热;或伴发热,口渴喜冷饮;或伴咽干,尿赤;或大便秘结。舌质红,舌苔黄或腻,脉滑数	清热化痰,宣肺平喘	桑白皮汤或定喘汤加减
痰浊阻肺	喘息气促,呼吸困难;喘而胸满闷窒,甚则胸盈仰息,咳嗽,痰多,痰白黏,咳吐不利;或痰多泡沫,痰易咳出;或兼胃脘痞满,口黏不渴。舌苔白腻,脉滑或濡	燥湿化痰,止咳平喘	二陈汤合三子养亲汤
肝气乘肺	每遇情志刺激而诱发,发病突然,喘息气促,呼吸困难;多伴有胸闷胸痛,咽中如窒;咳嗽痰鸣不著;大多喘后如常人;或伴失眠、心悸,平素常多忧思抑郁。苔薄,脉弦	开郁降气	五磨饮子
饮凌心肺	喘息气逆,呼吸困难,倚息难以平卧,咳痰稀白或粉红色泡沫痰,胸闷、心悸,面目肢体浮肿,小便量少,怯寒肢冷,唇甲发绀。舌胖黯,苔白滑,脉沉细或结代	温阳利水,泻肺平喘	真武汤合葶苈大枣泻肺汤
痰蒙神窍	喘息气促,呼吸困难;神志恍惚、日夜颠倒,渐至嗜睡、谵妄、昏迷;或伴喉中痰鸣;或伴肢体瘛疭甚则抽搐;或伴唇甲发绀。舌质黯红或绛,或紫,舌苔白腻或黄腻,脉滑数	豁痰开窍	涤痰汤(《奇效良方》)加减

虚喘的分证论治

证型	症状	治法	代表方
肺气虚	喘息气短,呼吸困难,动则加重;气怯声低,神疲,乏力,易感冒,自汗,恶风。舌质淡,舌苔白,脉细、沉、弱	益气补肺,固卫定喘	补肺汤合玉屏风散
肺脾气虚	喘息气短,呼吸困难,动则加重;咳嗽咳痰,纳呆,脘腹胀满,便溏,神疲乏力,易感冒,自汗,恶风。舌体胖大、齿痕,舌质淡,舌苔白,脉沉、细、缓、弱	补肺健脾,降气化痰	六君子汤合黄芪补中汤
肺肾气虚	喘息,气短难续,呼吸困难,动则加重;神疲,乏力,腰膝酸软或伴面目浮肿或伴耳鸣或伴夜尿多或伴咳而遗溺。易感冒或伴恶风、自汗。舌质淡,舌苔白,脉细、沉、弱	补肾益肺,纳气定喘	人参补肺饮加减
	兼肾阳虚者:兼见腰膝酸冷,怯寒畏冷、尤以下肢为甚,或阳痿遗精,或大便溏薄,或尿频而清等症状	温补肾阳	右归丸
	兼见口干,咽干,干咳,痰少,咳痰不爽;或伴手足心热;或伴头昏、耳鸣;或伴盗汗。舌质淡,舌苔少、花剥,脉弱、沉、缓、弦	补肾益肺,滋阴降火	保元汤合人参补肺饮主之

随症加减:若痰多黏稠,加瓜蒌、海蛤粉、化橘红等以化痰;若腑气不通,大便秘结,加大黄、芒硝、火麻仁等以通腑;若痰黄或有腥味,配鱼腥草、金荞麦、蒲公英、黄芩等清热化痰;若有心悸、失眠者,加柏子仁、酸枣仁、合欢花等宁心安神。此外,"久病多虚,久病多瘀",喘证患者大多缠绵难愈,若见瘀血之征,如面色晦暗,唇甲发绀,舌质紫黯,舌底脉络迂曲,甚则胸中憋闷或疼痛等,加桃仁、红花、三七、丹参、水蛭等活血祛瘀之品。

【临证要点】

1. 临证时需明确主要症状及特征,明病因,定病位,辨病性。

2. 掌握病情错杂,首辨虚实,临证时,或权衡标本,标本同治,或遵循"急则治其标,缓则治其本"的原则,四诊合参,辨证论治。

3. 若病情进展,出现喘脱,病情危笃,当及时应用中西医结合治疗以积极抢救。

4. 生活调护　可概括为避风寒、慎饮食、调情志三方面,即注意防寒保暖,饮食合理、富于营养,保持心情舒畅,增强自我调节意识,营造健康身心环境。

5. 健康运动　适当运动、锻炼身体,强身健体,可练习八段锦、呼吸操、太极拳、拍打操、五禽戏等。

6. 未病先防,既病防变　注意自我生活调摄,预防疾病发生;出现病症及早就医,积极治疗,预防疾病进展加重。

7. 发挥中医特色疗法优势　中药膏方、自体血穴位注射疗法、灸法等。在肺康复方面中医具有优势。

【诊疗流程】

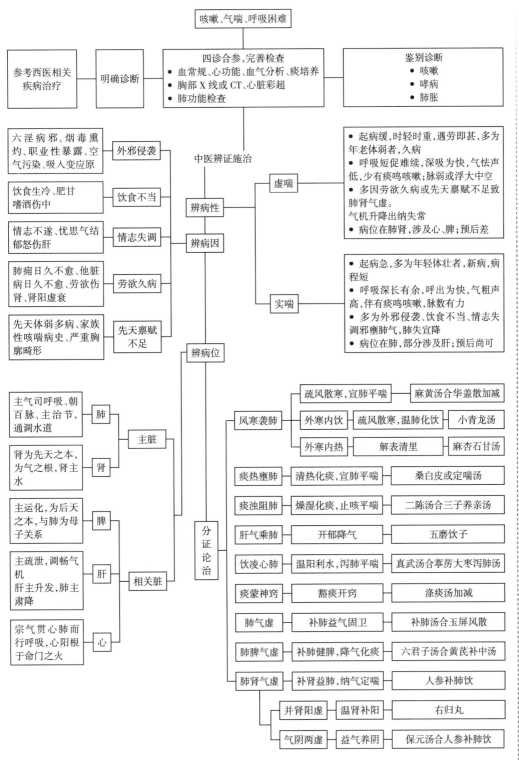

（陈　生）

复习思考题

1. 试述喘证与咳嗽、哮病、肺胀的鉴别。

2. 试述喘证的辨证及治疗原则。

3. 患者周某,男,76 岁,退休。初诊日期:2015 年 6 月 20 日。主诉:反复咳嗽、气喘 16 年,加重 3 日。现病史:患者既往长期吸烟史,约 16 年前开始出现咳嗽咳痰,气喘,经治疗后好转,此后反复发作气喘,每年发作时间长于 3 个月,活动气喘,呼吸困难进行性加重,重则可闻及喉间喘鸣,当地医院诊断为"慢性支气管炎"。2014 年因以上症状发作在当地医院行胸部 CT、心脏彩超、肺功能等检查,诊断为"慢性阻塞性肺疾病"。平素在家坚持吸入沙美特罗替卡松粉吸入剂(50/250μg,1 吸,每日 2 次)及家庭氧疗,近 3 日气喘、呼吸困难、咳嗽加重,故来诊。刻下:气喘,咳嗽,咳黄痰,无胸闷胸痛,无咳血,无喉间哮鸣,无双下肢浮肿,饮食睡眠欠佳,小便正常,大便干,舌红,苔黄腻,脉滑数。

该患者的中医诊断及证型是什么? 其病因、病机如何分析? 临证用药如何选择?

第六节 肺　　胀

培训目标

1. 掌握肺胀的定义、病因病机、治疗原则以及分型论治,能够根据不同证候制订相应的治疗方案。

2. 熟悉肺胀的主要鉴别诊断。

3. 了解肺胀的预防调护、预后及转归。

肺胀是肺气胀满、不能敛降,导致胸部胀满,憋闷如塞,喘息上气,咳嗽,咳痰,严重者出现心悸、肢体浮肿、面色晦暗、唇甲发绀等一系列临床表现。肺胀多是由多种肺系疾患反复发作、经久不愈造成。肺胀病名最早见于《黄帝内经》。

肺胀的基本病机是久病肺虚、感受外邪,导致肺不敛降,气还肺间,肺气胀满。根据肺胀的临床表现,西医学肺气肿、慢性阻塞性肺疾病、慢性肺源性心脏病表现与本病证类似,均可参照本病辨证施治。肺胀总属本虚标实,治疗分清虚实标本的主次,急性加重期祛邪为主,缓解期扶正为主。

【典型案例】

某男,80 岁,已婚,退休。初诊日期:2016 年 2 月 18 日。主诉:反复咳、痰、喘 20 年余,再发并加重 1 周。现病史:患者至某医院就诊,予抗感染等处理(具体用药不详),症状未见明显好转。现为求进一步诊治,由门诊拟"慢性阻塞性肺疾病急性加重期"收入院。既往史:平素身体健康状况较差,咳嗽、咳痰、气喘;有嗜烟史。刻诊:胸膺满闷,短气喘息,稍劳即甚,咳嗽痰多,痰白黏腻,脘痞纳少,倦怠乏力。病程中无发热自汗盗汗,无咯血,无头痛,饮食、睡眠可,二便尚调。查体:精神一般,口唇无发绀,桶状胸,两肺呼吸音粗,两肺可闻及湿啰音,双下肢无水肿。舌质稍黯,苔薄腻,脉濡滑。辅助检查:2016 年 2 月 6 日胸部 CT 示慢支、肺气肿。肺功能:FEV$_1$ 2.22L,FVC 3.38L,FEV$_1$ 预计值 72.1%。

问题一　通过病史采集,四诊合参,本案例的诊断及诊断依据是什么?

思路　诊断依据:①反复咳、痰、喘 20 年余,再发加重 1 周;②刻下:胸膺满闷,短气喘息,稍劳即甚;③精神一般,口唇不绀,桶状胸,两肺呼吸音粗,可闻及湿啰音,HR:80 次 /min,律齐,腹软,肝脾肋下未及,双下肢无水肿;④辅助检查:胸部 CT 示慢支、肺气肿。肺功能:FEV$_1$ 2.22L,FVC 3.38L,FEV$_1$ 预计值 72.1%。

根据患者既往病史及体征、胸部 CT 征象、肺功能,本案例西医临床诊断为慢性阻塞性肺疾病急性加重期。患者胸膺满闷,短气喘息,故中医诊断为肺胀。

知识点 1

肺胀、哮病、喘证鉴别要点

	肺胀	哮病	喘证
相似症状	三者均有喘促、呼吸困难		
不同症状	胸部胀满,憋闷如塞,喘息上气,咳嗽、咳痰,严重者心悸、肢体浮肿、面色晦暗、唇甲发绀	发作性的痰鸣气喘,或咳或不咳,突然发病,迅速缓解,夜间发作多见	呼吸困难,甚至张口抬肩、鼻翼煽动、不能平卧
基本病机	肺气胀满,不能敛降	痰阻气闭,肺失宣降	肺失宣降,肺气上逆
转化	哮病、喘证病久不愈,可发展为肺胀		

问题二　本案例的辨证要点是什么? 病因病机如何分析?

思路 1　辨证要点:患者胸膺满闷,短气喘息,稍劳即甚;伴咳嗽痰多,色白黏腻,脘痞纳少,倦怠乏力,舌质稍黯,苔薄腻,脉濡滑。

思路 2　病因病机分析:患者平素禀赋虚弱,反复外感,外感内伤相互夹杂,形成肺脾两伤,肺为储痰之器、脾为生痰之源,病程日久则脾虚痰盛、蕴阻肺络,肺气宣发肃降失常,且痰湿郁阻气机,表现为胸膺满闷,短气喘息,稍劳即甚。①病理因素:痰湿;②病机:肺虚脾弱,痰浊内蕴,肺失宣降;③病位:在肺及脾;④病理性质:本虚标实;⑤证型:痰浊壅肺证。

知识点 2

肺胀的病理因素、证型及临床特征

病理因素	病机证型	临床特征
痰浊	痰浊壅肺证	胸满,咳嗽痰多,色白黏腻或呈泡沫,短气喘息,稍劳即甚,怕风易汗,脘腹痞胀,纳少,泛恶,便溏,倦怠乏力。舌质淡或淡胖,苔薄腻或浊腻,脉滑
痰热	痰热郁肺证	咳逆喘息气粗,胸满,咳痰黄或白、黏稠难咯,身热,烦躁,目睛胀突,溲黄,便干,口渴欲饮。或发热微恶寒,咽痒疼痛,身体酸楚,汗出。舌红,苔黄腻,脉滑数
痰浊	痰蒙神窍证	神志恍惚,表情淡漠,嗜睡,或烦躁不安,谵妄,撮空理线,或昏迷,或肢体瞤动,抽搐,咳逆喘促,咳痰黏稠或黄黏不爽,或伴痰鸣。舌质淡或红,苔白腻或黄腻,脉细滑数
阳虚	阳虚水泛证	喘咳不能平卧,咳痰清稀,胸满气憋,面浮,下肢肿,尿少,脘痞,纳差,怕冷,面唇青紫。舌胖质黯,苔白滑,脉沉虚数或结代
气虚	肺肾气虚证	呼吸浅短难续,甚则张口抬肩,倚息不能平卧,咳嗽,痰白如沫,咯吐不利,胸满闷窒,声低气怯,心慌,形寒汗出,面色晦暗,或腰膝酸软,小便清长,或尿后余沥,或咳则小便自遗。舌淡或黯紫,苔白润,脉沉细数无力,或有结代

问题三 本案例如何辨证论治?

思路 本案例辨证属于痰浊壅肺证,痰浊内蕴,肺失宣降,遵循"急则治其标",拟燥湿化痰、降逆平喘法,选用苏子降气汤合三子养亲汤加减,具体方药:紫苏子 10g,白芥子 10g,炒莱菔子 15g,法半夏 10g,前胡 10g,厚朴 10g,陈皮 10g,茯苓 10g,白术 10g,南沙参 10g,黄精 20g,炙甘草 6g。

 知识点 3

肺胀的治疗原则及分证论治

1. 发时治标为急,先安正气。

2. 平时治本缓图,邪正兼顾。治标宜祛邪宣肺,降气化痰,温阳利水,或用开窍、息风、止血等法;治本宜补养心肺、益肾健脾为主,或气阴兼调,阴阳两顾;正气欲脱时,则扶正固脱,救阴回阳。

肺胀分证论治

证候	治法	推荐方	常用药物
痰浊壅肺	燥湿化痰,降逆平喘	苏子降气汤合三子养亲汤	紫苏子、前胡、白芥子、半夏、厚朴、陈皮、白术、茯苓、甘草
痰热郁肺	清肺化痰,降逆平喘	越婢加半夏汤或桑白皮汤	麻黄、黄芩、石膏、桑白皮、杏仁、半夏、紫苏子

续表

证候	治法	推荐方	常用药物
痰蒙神窍	涤痰,开窍,息风	涤痰汤	半夏、茯苓、橘红、胆南星、竹茹、枳实、石菖蒲、远志、郁金
阳虚水泛	温肾健脾,化饮利水	真武汤合五苓散	附子、桂枝、茯苓、白术、猪苓、泽泻、生姜、赤芍
肺肾气虚	补肺纳肾,纳气平喘	补肺汤合参蛤散	党参、黄芪、冬虫夏草、熟地黄、胡桃肉、五味子、灵磁石、沉香、紫菀、款冬花、紫苏子、法半夏、橘红

【临证要点】

1. 痰浊、水饮、血瘀是肺胀发生发展的重要病理因素。

2. 祛瘀是肺胀的重要治法。临床各种实证、虚证的不同证候都存在瘀血病理,在本病的治疗中,合理地使用活血化瘀法对提高本病的临床疗效具有重要意义。

3. 温阳利水需适可而止。温阳利水是阳虚水泛证的首要治法,但利水要适度,过度利水则有损伤正气之虞,利水之后应以补益肺肾为主。

4. 痰蒙神窍紧急开闭防脱。临证常用的"三宝"是本证的常用药物,开闭应及早进行,但要顾及正气,如正气虚弱明显,则不能一味开窍,可于汤药中加人参或加服独参汤防止外脱。

5. 劝导患者戒烟,脱离污染环境。

6. 注意保暖防寒,加强肺康复训练。

7. 定期注射肺炎疫苗、流感疫苗。

【诊疗流程】

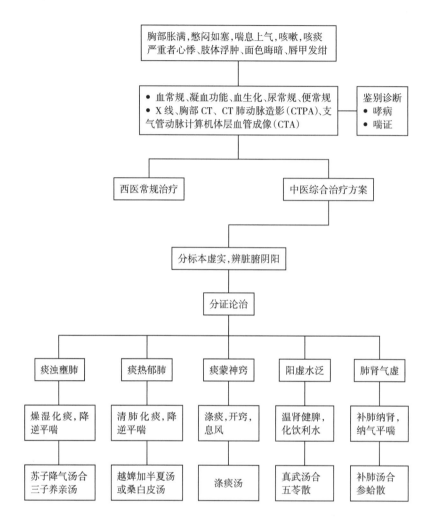

胸部胀满,憋闷如塞,喘息上气,咳嗽,咳痰
严重者心悸、肢体浮肿、面色晦暗、唇甲发绀

- 血常规、凝血功能、血生化、尿常规、便常规
- X 线、胸部 CT、CT 肺动脉造影(CTPA)、支气管动脉计算机体层血管成像(CTA)

鉴别诊断
- 哮病
- 喘证

西医常规治疗   中医综合治疗方案

分标本虚实,辨脏腑阴阳

分证论治

痰浊壅肺	痰热郁肺	痰蒙神窍	阳虚水泛	肺肾气虚
燥湿化痰,降逆平喘	清肺化痰,降逆平喘	涤痰,开窍,息风	温肾健脾,化饮利水	补肺纳肾,纳气平喘
苏子降气汤合三子养亲汤	越婢加半夏汤或桑白皮汤	涤痰汤	真武汤合五苓散	补肺汤合参蛤散

(张念志)

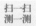

扫一扫
测一测

? 复习思考题

1. 试述肺胀肺肾气虚证的临床表现、病机、治法、代表方。

2. 王某,女,80 岁。反复咳、痰、喘 30 年,1 周前出现咳逆喘息气粗,胸满,咯黄痰,黏稠难咯,身热,烦躁,目睛胀突,溲黄,便干,口渴欲饮。舌红,苔黄腻,脉滑数。试述其诊断、证型、病机、治法、代表方。

第七节　肺　痈

培训目标

　　1. 掌握肺痈的定义、病因病机、治疗原则以及分型论治,能够根据不同证候制订相应的治疗方案。
　　2. 熟悉肺痈的主要鉴别诊断及治疗要点。
　　3. 了解肺痈的预防调护、预后及转归。

　　肺痈是肺叶生疮,形成脓疡的一种病证,以咳嗽、胸痛、发热、咯吐腥臭浊痰,甚则脓血相兼为主要临床表现,属于内痈之一。肺痈病名首见于汉代张机《金匮要略·肺痿肺痈咳嗽上气病脉证治》,该篇有"咳而胸满,振寒脉数,咽干不渴,时出浊唾腥臭,久久吐脓如米粥者,为肺痈"的记载。唐代孙思邈《备急千金要方》创用苇茎汤以清热排脓、活血消痈,成为后世治疗本病之要方。明代陈实功《外科正宗》根据病机演变及证候表现,提出初起在表者宜散风清肺,已有里热者宜降火抑阴,成脓者宜平肺排脓,脓溃正虚者宜补肺健脾等治疗原则,对后世分期论治影响较大。近年来大多按肺痈的病机演变分期论治,着重加强清热解毒消痈之力,提高了临床疗效。

　　根据肺痈的临床表现,西医学中由多种原因引起的肺组织化脓症,如肺脓肿、化脓性肺炎、肺坏疽,以及支气管扩张、支气管囊肿、肺结核空洞等伴化脓感染而表现为肺痈证候者,均可参照本病辨证施治。

【典型案例】

　　杜某,男,48岁,主因"间断咳嗽咳痰40余年,喘憋30余年,加重伴发热1周"于2017年4月28日入院。追问病史,患者3岁时患肺炎后间断咳嗽咳痰,反复急性加重,多次住院治疗。曾于外院诊断为"阻塞性肺气肿",外院痰培养提示:多种抗生素耐药。1周前出现咳、痰、喘再次加重,伴发热,体温最高38.7℃,为求进一步系统诊治收入我科。患者咳嗽,咳痰,伴喘憋气短,发热,不恶寒,咳黯黄色脓痰,质黏量多,每日300~400ml。纳、眠可,二便尚调,舌红苔黄腻,脉弦滑。入院查体:双肺呼吸音粗,双肺可闻及痰鸣音。肺CT示双肺支气管扩张伴感染;双下肺多发肺大疱;纵隔多见肿大淋巴结。血气分析:pH值7.39,PO_2 43mmHg,PCO_2 54.7mmHg,HCO_3^- 33.1mmol/L,BE:8mmol/L。WBC:$11.64×10^9$/L,N%:77.7%,CRP:54.37mg/L。

　　问题一　通过病史采集,四诊合参,本案例的诊断及诊断依据是什么?
　　思路　依据患者的咳嗽咳痰伴有喘憋气短,发热不恶寒,咳黯黄色脓痰,质黏量多,每日300~400ml。西医诊断为支气管扩张合并感染、Ⅱ型呼吸衰竭、慢性肺源性心脏病、肺动脉高压。根据四诊表现,符合中医肺痈的定义,故辨病为肺痈。
　　问题二　本案例的辨证要点是什么? 病因病机如何分析?
　　思路　本案例患者辨证要点为咯吐黄脓痰,质黏量多,发热不恶寒,脉弦滑,舌红,苔黄腻。辨证属于痰热壅肺证。病因病机为素来痰热内壅,肺气不利,宣降失常,痰热蕴酿成痈,血败肉腐化脓,肺络损伤,脓疡内溃外泄而成痈。

知识点 1

病 因 病 机

1. 病因　肺痈发病的主要原因为感受外邪,内犯于肺,风热痰火壅滞于肺,蒸灼肺脏,以致热壅血瘀,蕴酿成痈,血败肉腐化脓,肺络损伤而致。

(1) 感受风热邪气:如《张氏医通·肺痈》曰:"肺痈者由感受风寒,未经发越,停留胸中,蕴发为热"。

(2) 痰热素盛:如《张氏医通·肺痈》言:"或夹湿热痰涎垢腻,蒸淫肺窍,皆能致此。"《医宗金鉴·外科心法要诀》指出:"此症系肺脏蓄热,复伤风邪,郁久成痈。"

2. 病机　《灵枢·痈疽》:"大热不止,热胜则肉腐,肉腐则为脓。"《柳选四家医案·环溪草堂医案》:"肺痈之病,皆因邪瘀阻于肺络,久蕴生热,蒸化成脓。"本病主要病机为邪热郁肺,蒸液成痰,痰热壅阻肺络,血滞为瘀,而致痰热与瘀血互结,蕴酿成痈,血败肉腐化脓,肺络损伤,脓疡内溃外泄。成痈化脓的病理基础为热壅血瘀,其主要表现为邪盛的实热证候,脓疡溃后方见阴伤气耗之象。血瘀则热聚,血败肉腐而酿脓。

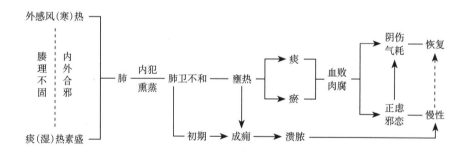

知识点 2

肺痈的病机演变

肺痈的病机演变过程,可以随着病情的发展、邪正的消长,表现为初期(表证期)、成痈期、溃脓期、恢复期四个不同阶段)。

	初期	成痈期	溃脓期	恢复期
病机	热伤肺气	热毒壅肺	热毒炽肺	热毒徐解
	热伤肺气,肺失宣肃	热伤血脉,炼液为痰,痰热瘀阻肺络	血败肉腐成脓,脓溃	邪去正复

知识点 3

诊 断 依 据

1. 发病多急,多有感受外邪的病史 常突然寒战高热,咳嗽胸痛,咳吐黏浊痰,数日后,咳吐大量腥臭浊痰,甚则脓血相兼。随着脓浊痰血的大量排出,身热下降,症状减轻,经数周逐渐恢复。如脓毒不净,持续咳嗽,咯吐脓血臭痰,低热,消瘦,则为转成慢性。

2. 传统诊断方法 古有验痰法、验口味法、验爪甲法等。

(1) 验痰法:咳吐的脓血浊痰吐入水中,沉者是痈脓,浮者是痰。明代王继鼎《医灯续焰·肺痈脉证》记载:"凡人觉胸中隐隐痛,咳嗽有臭痰,吐在水中,沉者是痈脓,浮者是痰"。《医学入门·痈疽总论》说:"肺痈……咳唾脓血腥臭,置之水中即沉"。

(2) 验口味:口嚼生黄豆或生豆汁不觉有腥味者。《张氏医通·肺痈》说:"肺痈初起,疑似未真,以生大豆绞浆饮之,不觉腥味,便是真候"。《寿世保元·肺痈》曾说:"用黄豆一粒,予病人口嚼,不觉豆之气味,是肺痈也。"

(3) 验爪甲:慢性病变可见"爪甲紫而带弯",指端呈鼓杵样。

3. 其他体征 可见舌下生细粒,《外科全生集·肺痈肺疽》载:"舌下生一粒如细豆者……且此一粒,患未成脓,定然色淡,患愈亦消,患笃其色紫黑"。脓肿接近胸壁部位者,叩诊可呈浊音,听诊呼吸音减弱,或闻及湿啰音。

4. 辅助检查 具备以上症状、体征,结合实验室检查(血常规、痰涂片、痰培养、血培养、胸部 X 线、胸部高分辨率 CT 等)可明确诊断为肺痈。

知识点 4

鉴 别 诊 断
肺痈与咳嗽的痰热壅肺证鉴别要点

	肺痈溃脓期	咳嗽(痰热壅肺)
相似症状	发热、咳嗽、胸痛、咳痰带血	
不同表现	咳吐大量腥臭浊痰,脓血相兼	咳吐黄稠脓痰、量多,夹有血色
病机	热盛成毒,热壅血瘀,肉腐血败,瘀热蕴结成痈酿脓,病情较重	气分邪热动血伤络,病情较轻
转化	分为初期、成痈期、溃脓期、恢复期	迁延误治,邪热进一步瘀阻肺络,可发展成肺痈

肺痈与风温鉴别要点

	肺痈初期	风温
症状	发热、恶寒、咳嗽、咳痰	发热、恶寒、咳嗽、咳痰
	肺痈初期与风温极为类似。肺痈咯吐浊痰明显,喉中有腥味是其特点	风温为感受风热邪气,虽有黄痰,或热邪灼伤肺络而痰中带血,但无腥臭脓痰

笔记

续表

	肺痈初期	风温
病因	外感风热	外感风热,邪热犯肺
病机	邪热犯肺,进一步成痈溃脓	风温邪袭肺卫,属卫气分
发病时间	无季节特异性	冬春多发
转归	如病程1周身热不退或更盛,或退而复升,咯吐浊痰,喉中腥味明显,应考虑有肺痈的可能,必要时通过胸部 X 片、胸部 CT 等检查明确诊断	风温经正确及时治疗,多在气分而解,也可逆传心包

肺痈与肺痿鉴别要点

	肺痈恢复期	肺痿
病机	热壅血瘀,肺叶生疮	虚热内灼或肺气虚冷,肺叶萎弱不用
病程	病程短,发病急	病程长,发病缓
症状	形体多实,吐腥臭脓痰	形体多虚,咳吐浊唾涎沫,或见脓血而不腥臭
脉象	数、实	数、虚
病理属性	实热	虚热或虚寒
		肺痿也可见咳嗽、咳痰、胸闷等症状,但肺痿是多种肺系疾病后期常见,以肺萎弱不荣为特点,多表现为虚证、寒证

问题三　本案如何辨证论治?

思路　本案患者支气管扩张急性加重入院,痰黄绿色,既往曾检出多重耐药菌,入院后予左氧氟沙星联合哌拉西林舒巴坦抗感染治疗。中医方面,咳嗽咳痰,黄色脓痰,质黏,气短,舌红苔黄腻,脉弦滑。本案辨证为肺痈,痰热壅肺证,成痈期,治以清热化痰排脓,方以《千金》苇茎汤合如金解毒散加减。具体用药:芦根30g,生薏苡仁30g,桃仁10g,冬瓜仁18g,葶苈子60g,金银花20g,黄芩10g,黄连6g,金荞麦20g,苦杏仁9g,升麻10g,桔梗6g,皂角刺5g。7剂,水煎服。

治疗反馈:经治疗后,患者咳嗽咳、痰、喘憋均减轻,体温正常,舌淡黯,苔白腻,脉弦滑重按乏力,随证加减调理,好转出院。

📋 **知识点5**

临 证 思 路

1. 肺痈的临床特征是发热、咳嗽、胸痛、咳吐大量腥臭脓血浊痰。病因为外感风热或风寒化热,或痰热素盛,内外合邪而致。以致热壅血瘀,血败肉腐,成痈化脓。根据病理演变过程,可分为初期、成痈期、溃脓期和恢复期四个阶段,每期的病理又各有重点,故辨证重点在分清病期。病理性质属实属热,治疗以清热消痈、解毒排脓为原则,清热法要贯穿治疗的全过程,力争将病变控制在成痈期以前。脓未成应着重清肺消痈,脓已成需排脓解毒。按照有脓必排的治疗原则,尤以排脓为首要治疗。恢复期邪衰正虚,治当轻养补虚,扶正托邪,佐以解毒排脓。若脓毒不净可转为正虚邪恋的虚实夹杂证,迁延转为慢性。

肺痈辨证论治

	辨证要点	病机	治法	代表方
初期	发热恶寒,咳嗽,胸痛,咳则痛甚,咯吐白色黏痰。舌偏红,苔薄黄或薄白少津,脉浮数而滑	风热外袭,邪热犯肺,肺失清肃,宣降失常	疏风清热,宣肺祛邪	银翘散
成痈期	身热转甚,时时振寒,咳嗽气急,胸满作痛,咳吐黄稠痰,或黄绿色痰,自觉喉间有腥味,舌红苔黄腻,脉滑数有力	邪热入里,身热转甚,热毒蕴肺,蒸液成痰,蕴酿成痈	清热解毒,化瘀消痈	《千金》苇茎汤合如金解毒散
溃脓期	咳吐大量脓痰,或如米粥,或痰血相兼,腥臭异常,有时咯血,胸中烦满而痛,甚则气喘不能卧。身热面赤,烦渴喜饮,舌红苔黄腻,脉滑数或数实	热毒壅肺,热壅血瘀,血败肉腐,痈脓内溃外泄	排脓解毒	加味桔梗汤
恢复期	身热渐退,咳嗽减轻,咯吐脓痰渐少,臭味亦减,痰液转为清稀,精神渐振,食纳改善。舌红或淡红,苔薄,脉细或细数无力	脓溃之后,邪毒渐去,阴伤气耗	益气养阴清肺	沙参清肺汤合竹叶石膏汤

2. 常用加减

(1) 初期:热重,咯黄痰,口渴者加生石膏、炒黄芩、鱼腥草;咳甚痰多,加杏仁、川贝母;胸痛,呼吸不利,加瓜蒌皮、郁金、桃仁。

(2) 成痈期:肺热壅盛,加生石膏、金银花、连翘、鱼腥草、蒲公英;痰热郁肺,咳痰黄稠,加桑白皮、栝瓜蒌、射干、海蛤壳。

(3) 溃脓期:痰热偏盛,可加黄芩、鱼腥草、野荞麦根、败酱草、蒲公英,以增强清热解毒排脓之功;络伤咯血,加丹皮、山栀、藕节、白茅根,以凉血止血;痰热内盛,烦渴,津伤明显,口干,舌红,加沙参、麦冬养阴生津;脓出不畅,加用皂角以透脓,亦可口服竹沥液;气虚不能托脓,加生黄芪益气托脓。

(4) 恢复期:阴虚发热,低热不退,加功劳叶、青蒿、白薇、地骨皮以清虚热;脾虚而食纳不佳便溏者,配白术、山药、茯苓以培土生金;肺络损伤,咳吐血痰,加白及、白蔹、阿胶以敛补肺络;若邪恋正虚,咯吐腥臭脓浊痰,反复迁延,日久不净,当扶正祛邪,治以益气养阴,排脓解毒,加鱼腥草、金荞麦根、败酱草等清热解毒消痈。若脓毒未净,肺阴不足,可选用桔梗杏仁煎加减。

【临证要点】

1. 辨病期,分虚实 根据其临床表现,辨证总属实热之证。初期及成痈期,症见高热、咳嗽气急、咳痰黏稠量多等,为热毒瘀结在肺,成痈酿脓,邪盛证实。溃脓期,大量腥臭脓痰排出,身热渐退,咳嗽减轻,但因痰热久蕴,肺之气阴耗伤,则可表现虚实夹杂之候。恢复期,则以阴伤气耗为主,兼有余毒不净。

2. 辨病势顺逆 溃脓期是病情顺逆的转折点。顺证为溃后声音清朗,脓血稀而渐少,腥臭味转淡,饮食知味,胸胁痛减,身体不热,脉象缓滑。逆证为溃后音哑无力,脓血如败卤,腥臭异常,气喘鼻煽、胸痛,食少,坐卧不安,身热不退,颧红,指甲青紫,脉涩或弦急,为肺叶腐败之恶候。

3. 截断治疗 凡患本病如能早期确诊,及时治疗,在初期即可阻断病情的发展不致成痈;若在成痈期能使痈肿得到部分消散,则病情较轻,疗程缩短。

4. 重视溃脓期治疗 溃脓期是病情顺逆的转折点,溃后邪毒渐尽,病情趋向好转,进入恢复期,随着正气逐渐恢复,病灶趋向愈合。若溃后脓毒不尽,邪恋正虚,则病情迁延转成慢性。若脓溃后流入胸腔,是为严重的恶候,发为脓胸。

 知识点 6

肺痈患者的护理

1. 适当休息、清淡饮食。饮食方面少食辛辣油腻食物,适当多服薏苡仁粥,有助于祛湿排脓。并取鲜芦根煎汤代茶。

2. 适当补充水分。痰量多的患者,可以翻身拍背,有助于痰液排出、控制感染。

3. 适当服用化痰药物,有助于痰液排出。在溃脓期及恢复期,可根据肺部病位,予以体位引流。

4. 如见大量咯血,应警惕气道阻塞窒息,或出现气随血脱的危症,当按"咯血"采取相应的护理措施。

【诊疗流程】

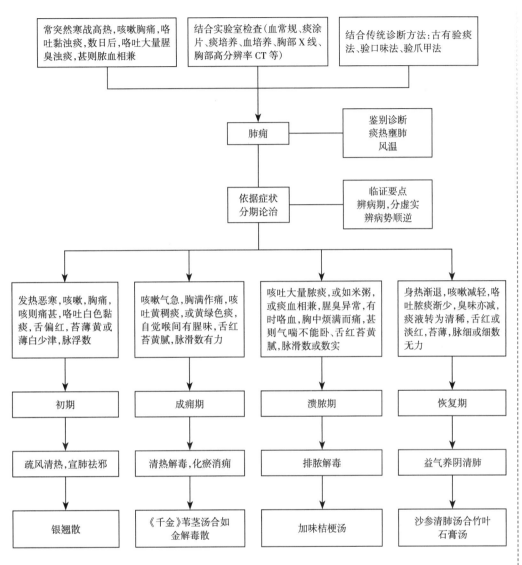

常突然寒战高热,咳嗽胸痛,咯吐黏浊痰,数日后,咯吐大量腥臭浊痰,甚则脓血相兼

结合实验室检查(血常规、痰涂片、痰培养、血培养、胸部X线、胸部高分辨率CT等)

结合传统诊断方法:古有验痰法、验口味法、验爪甲法

肺痈

鉴别诊断
痰热壅肺
风温

依据症状分期论治

临证要点
辨病期,分虚实
辨病势顺逆

发热恶寒,咳嗽,胸痛,咳则痛甚,咯吐白色黏痰,舌偏红,苔薄黄或薄白少津,脉浮数

咳嗽气急,胸满作痛,咳吐黄稠痰,或黄绿色痰,自觉喉间有腥味,舌红苔黄腻,脉滑数有力

咳吐大量脓痰,或如米粥,或痰血相兼,腥臭异常,有时咯血,胸中烦满而痛,甚则气喘不能卧、舌红苔黄腻,脉滑数或数实

身热渐退,咳嗽减轻,咯吐脓痰渐少,臭味亦减,痰液转为清稀,舌红或淡红,苔薄,脉细或细数无力

初期

成痈期

溃脓期

恢复期

疏风清热,宣肺祛邪

清热解毒,化瘀消痈

排脓解毒

益气养阴清肺

银翘散

《千金》苇茎汤合如金解毒散

加味桔梗汤

沙参清肺汤合竹叶石膏汤

(马家驹)

 复习思考题

1. 为何说清热贯穿肺痈四期的治疗?
2. 肺痈与风温如何鉴别?

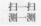
扫一扫
测一测

扫一扫 测一测

笔记

第八节 肺 痿

 培训目标

1. 掌握肺痿的定义、病因病机、治疗原则以及分型论治,能够根据不同证候制订相应的治疗方案。

2. 熟悉肺痿的主要鉴别诊断及治疗要点;熟悉常见的影像学表现。

3. 了解肺痿的预防调护、预后及转归。

肺痿,指肺叶痿弱不用,临床以咳吐浊唾涎沫为主症,为肺脏的慢性虚损性疾患。正如清代尤怡在《金匮要略心典·肺痿肺痈咳嗽上气病脉证治》注说:"痿,萎也。如草木之枯而不荣",用形象比喻的方法以释其义。

本病首见于《金匮要略·肺痿肺痈咳嗽上气病脉证治》篇,张机指出:"寸口脉数,其人咳,口中反有浊唾涎沫者何……为肺痿之病"。历代医家多在此基础上引申阐述,共同认为总属肺虚不足之疾,并有"肺伤善痿"的解释。本病属于西医学"结构性肺病"范畴,临床表现肺痿特征者,均可参照本病辨证施治。

知识点 1

结构性肺病

"结构性肺病"是由于各种疾病导致的肺实质和肺间质的不可逆损坏,从而导致支气管扩张、肺纤维化、肺大疱、多发空洞、肺毁损等肺结构性改变,是多种肺部疾病的晚期改变。

【典型案例】

郑某,男,76 岁,退休。初诊日期:2018 年 11 月 25 日。主诉:咳嗽气短 5 年,加重 4 个月。现病史:患者 5 年前"受凉"后出现咳嗽气短,曾于外院诊为"慢性支气管炎",经治疗(具体不详)改善不佳,渐进加重,近 4 个月来咳嗽,气短,稍动则喘,至我院就诊,查胸部 CT 示:双肺胸膜下磨玻璃影、纤维索条影及小蜂窝改变,以下肺为主;肺功能示:肺总量 5.31L(占预计值 78.8%),用力肺活量 3.2L(占预计值 70.6%),第 1 秒用力呼气量 2.47L(占预计值 66.1%),弥散功能 5.15mmol/(min·kPa)(占预计值 49.5%);血气分析:pH 值 7.41,PaO_2 48mmHg,$PaCO_2$ 38mmHg,HCO_3^- 22mmol/L。为求进一步系统诊治收入院。既往及相关病史:患者为矿务局退休职工,曾于井下工作 5 年,吸烟史 30 年,20 支/d,已戒 20 年。刻诊:咳嗽阵作,咯白色泡沫痰,时黏稠拉丝,胸闷气短,稍动即喘促,乏力倦怠,吸氧 3L/min 时唇、舌、肢端稍发绀,纳呆,腹胀,畏寒,四末欠温,便溏,夜尿 4 次,舌黯稍胖、略有齿痕,舌下瘀络,苔白腻,脉沉细。肺部听诊:双中下肺可闻及粗糙响亮的湿啰音。

问题一　通过病史采集,四诊合参,本案例的诊断及诊断依据是什么?

思路　诊断依据:①咳嗽,渐进加重的气短、喘息(呼吸困难);②肺部听诊:双中下肺可闻及粗糙响亮的湿啰音;③胸部肺 CT 特征:双肺胸膜下磨玻璃影、纤维索条影及小蜂窝改变,以下肺为主;④肺功能:限制性通气功能障碍、弥散功能下降;⑤血气分析:Ⅰ型呼吸衰竭。根据患者症状、体征及胸部 CT 征象、肺功能、血气分析,本案西医诊断为肺间质纤维化、Ⅰ型呼吸衰竭。依据患者的咳嗽阵作,咯白色泡沫痰,时黏稠拉丝,胸闷气短,稍动即喘促,符合中医肺痿的定义,故中医诊断为肺痿。

肺痿常见结构性肺病的影像学表现

ER-4-11

知识点 2

肺痿的诊断及鉴别诊断

1. 诊断要点

(1) 咯吐浊唾涎沫,细沫稠黏拉丝,或唾白如雪,或有时唾血;阵咳,甚则痉咳,或不咳;气息短促,吸不足息,甚动则气喘。

(2) 常伴乏力、神疲,面色㿠白,或青苍,形体瘦削,皮毛干枯,或时有寒热等全身表现。

(3) 有慢性肺系疾病史,久病体虚。

2. 鉴别诊断

肺痿与肺痈鉴别要点

	肺痿	肺痈恢复期
病机	虚热内灼或肺气虚冷,肺叶萎弱不用	热壅血瘀,肺叶生疮
病程	病程长,发病缓	病程短,发病急
症状	形体多虚,咳吐浊唾涎沫,或见唾血而不腥臭	形体多实,吐腥臭脓痰
脉象	数,虚	数,实
病理属性	虚热或虚寒	实热
转归	是多种肺部疾病的晚期改变	肺痈失治久延,可以转为肺痿

肺痿与肺痨鉴别要点

	肺痿	肺痨
病因病机	慢性肺病迁延不愈,肺虚津气失于濡养,肺叶萎弱不用	感染痨虫,正气虚弱
症状	咯吐浊唾涎沫,或有时唾血;阵咳,或不咳;气息短促,甚动则气喘	咳嗽、咳血、潮热、盗汗
转归	是多种肺部疾病的晚期改变	肺痨后期可以转为肺痿重症

肺痿与肺胀鉴别要点		
	肺痿	肺胀
病因病机	慢性肺病迁延不愈,肺虚津气失于濡养,肺叶萎弱不用	慢性肺病迁延不愈,肺气壅滞,不能敛降
特征表现	咳吐浊唾涎沫,细沫稠黏拉丝	胸部膨满,胀满如塞,咳嗽,痰多
气喘	气息短促,吸不足息(吸气相困难为主)	喘息上气,甚或喘脱(呼气相困难为主)
肺功能	限制性通气功能障碍,弥散功能下降	阻塞性通气功能障碍、残/总比增加

问题二　本案例的辨证要点是什么? 病因病机如何分析?

思路 1　辨证要点:患者咳嗽阵作,咯白色泡沫痰,时黏稠拉丝,胸闷气短,稍动即喘促,乏力倦怠,吸氧 3L/min 时唇舌肢端稍发绀,纳呆,腹胀,畏寒,四末欠温,便溏,夜尿 4 次,舌黯稍胖、略有齿痕,舌下瘀络,苔白腻,脉沉细。

思路 2　病因病机:患者既往吸烟史,烟毒耗伤肺气,且工作于井下,寒湿侵肺,肺气受损,痰湿内生,日久损及脾肾,阳气不足则畏寒,四末欠温,便溏,夜尿 4 次。痰湿内蕴则咳嗽阵作,咯白色泡沫痰,时黏稠拉丝,胸闷气短,稍动即喘促。①病理因素:肺肾阳虚,痰瘀互结。②病机:肺虚有寒,气不化津,肺失濡养,肺叶渐痿。慢性肺病迁延不愈,久病积损,肺"虚"津气失于濡养,痰瘀互结,金气不固,致肺叶损毁萎弱不用。③病位:在肺,与脾、肾相关,尤与肾关系密切。④证型:虚寒型。

 知识点 3

肺痿病因病机

1. 病因

(1) 肺燥津伤:此为肺(或上焦)燥热,重亡津液。一为本脏自病所转归,如肺痨久嗽,虚热内灼,耗伤阴津;或肺痈余毒未清,灼伤肺阴。二由失治误治,或他脏之病导致,如因误治(汗、吐、下利等)消亡津液;或消渴津液耗伤、热病邪热伤津,以致热壅上焦,消灼肺津,变生涎沫,肺燥阴竭,肺失濡养,日渐枯萎。

(2) 肺气虚冷:若大病久病之后,耗伤阳气,或内伤久咳,冷哮不愈,肺虚久喘等,肺气日耗,渐而伤阳,或虚热肺痿日久,阴伤及阳,亦可致肺虚有寒,气不化津,津液失于温摄,反为涎沫,肺失濡养,肺叶渐痿不用。

2. 病机　本病病位主要在肺,与脾、肾相关,尤与肾关系密切。

病变机制的核心为"肺虚津气失于濡养",但因机制之不同而有虚热、虚寒之分。热在上焦,肺燥津伤;或肺气虚冷,气不化津。正如《金匮要略心典·肺痿肺痈咳嗽上气病脉证治》所说:"盖肺为娇脏,热则气灼,故不用而痿;冷则气沮,故亦不用而痿也。"

肺痿病因病机及临床特征

	虚热型	虚寒型
临床特征	咳吐浊唾涎沫,其质较黏稠,或咳痰带血,咳声不扬,甚则音哑,气息喘促,口渴咽干,午后潮热,形体消瘦,皮毛干枯,舌红瘦而干,少苔乏津,脉虚数	咯吐涎沫,质清稀量多,不渴,短气不足以息,食少,形寒肢冷,面白虚浮,小便清长,夜尿频数,舌淡胖大,或有齿痕,苔白水滑,脉沉迟
病机	肺阴亏耗,虚火内炽,肺失清肃,气逆咳喘;热灼津液成痰,故咯吐浊唾涎沫,其质黏稠;津伤不能濡润上承,故咳声不扬,音哑,口渴咽干;阴虚火旺,灼伤肺络,则午后潮热、痰中带血;阴津枯竭,内不能洒陈脏腑,外不能充身泽毛,故形体消瘦、皮毛干枯;舌红瘦而干,少苔乏津,脉虚数,均为阴枯热灼之象	肺气虚寒,气不化津,津反为涎,故咯吐多量清稀涎沫;非阴津亏耗故不渴;肺虚不能主气,肾虚不能纳气,则短气不足以息;脾肺气虚则神疲、食少,清阳不升故头眩;阳虚失于温煦则形寒肢冷,气化失司,膀胱失约则小便清长、夜尿频数;舌淡胖大、齿痕,苔白水滑,脉沉迟,皆属气虚有寒之征

问题三 本案如何辨证治疗?

思路 本案辨证属于虚寒型,治以温肺益气,通络散结,方以甘草干姜汤合麻黄细辛附子汤化裁。具体方药:麻黄 15g,细辛 3g,制附片(先下)15g,干姜 15g,五味子 9g,杏仁 9g,厚朴 15g,砂仁 10g,红景天 30g,紫石英(先下)15g,生牡蛎(先下)15g,炙甘草 15g。每日 1 剂,水煎服,分 3 次饭后温服。

治疗反馈:上方加减调理 1 个月余,患者胸闷气喘大减,可上三楼,能操持日常家务。

知识点 4

肺痿的分型论治

	虚热型	虚寒型
治法	滋阴清热,润肺生津	温肺益气
代表方	麦门冬汤、清燥救肺汤	甘草干姜汤或生姜甘草汤
常用加减	如火盛,出现虚烦、咳呛、呕逆者,则去大枣,加竹茹、枇杷叶清热降逆;如咳吐黏涎,口燥欲饮,则加天花粉、知母、川贝母养阴润燥;乏力潮热甚者,加仙鹤草、功劳叶、银柴胡、地骨皮补虚清热退蒸	便溏者,可加白术、茯苓、补骨脂健脾温肾渗湿;尿频、涎沫多者,加益智仁、乌药温肾缩尿摄唾;喘息短气甚者,加紫石英、沉香纳气归肾;阳虚寒甚者,加附子、肉桂温阳散寒
	痰瘀互结,肺络痹阻,可加三七、红景天、血竭活血化瘀通络,浙贝母、莪术、牡蛎化痰软坚散结。	

【临证要点】

1. 别阴阳　察色按脉,先别阴阳。本病为慢性肺病迁延不愈,久病积损致肺叶痿弱不用。病机总属"肺虚津气失于濡养",可分为"阴、阳"二端。肺燥津伤表现为咳吐浊唾涎沫,其质较黏稠,或咳痰带血,咳声不扬,甚则音哑,口渴咽干,午后潮热,形体消瘦,皮毛干枯,舌红瘦而干,少苔乏津,脉虚数;肺气虚冷则表现为咯吐涎沫,其质清稀量多,不渴,形寒肢冷,面白虚浮,小便清长,夜尿频数,舌淡胖大,或有齿痕,苔白水滑,脉沉迟。

2. 辨气机　可归纳为肺气上逆与肾不纳气(肾气逆),由肺肾共调气机功能失常所致。本病主要临床表现咳嗽喘息,阵咳,甚痉咳,吸不足息,动则气喘。咳嗽的主要病机为肺失宣降,肺气上逆。肺为气之主,无论内因还是外因犯肺,致肺气壅遏不畅,肺失宣肃,肺气上逆则咳作;喘息气短的主要病机为肺失宣降,肾不纳气。肾为气之根,肾纳气功能失司,摄纳无权,则肺气更逆,吸息乏力无根,正如《素问·示从容论》曰:"咳嗽烦冤者,是肾气之逆也"。

3. 分虚实　正虚是本病常态,久病肺虚,既而累及脾肾。肺痿作为肺系疑难复杂病证,难以单纯"正虚"而廓清,必然因虚招邪,因邪致虚,呈现虚实交杂状态。肺痿之邪实常表现为痰瘀互结,肺络痹阻。痰和瘀既为病理产物,亦为致病深重的邪气。肺、脾、肾调节水津代谢与气机的功能异常,导致水液失布,聚津成"痰"。久病成"瘀"入络,肺朝百脉,助心行血,若肺气亏损,宗气虚陷,不能推动血脉助心行血,导致血行瘀滞,正如《灵枢·刺节真邪》所言:"宗气不下,脉中之血凝而留止"。痰瘀互结,肺络痹阻,日久肺之金气不固,肺叶损毁挛缩。

> ### 知识点 5
>
> #### 肺痿患者调护
>
> 1. 本病治疗时间长,要劝说患者安心养病,不可急躁。
>
> 2. 规律、适度体育锻炼,可选择太极拳、八段锦、肺康复操等。
>
> 3. 慎起居,生活规律,视气候随时增减衣服。流感时节,尽量减少外出,避免接触患者。
>
> 4. 戒烟,减少对呼吸道刺激,以利肺气恢复。居处要清洁,避免烟尘刺激。
>
> 5. 饮食清淡,忌寒凉油腻。

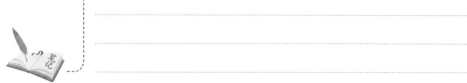

【诊疗流程】

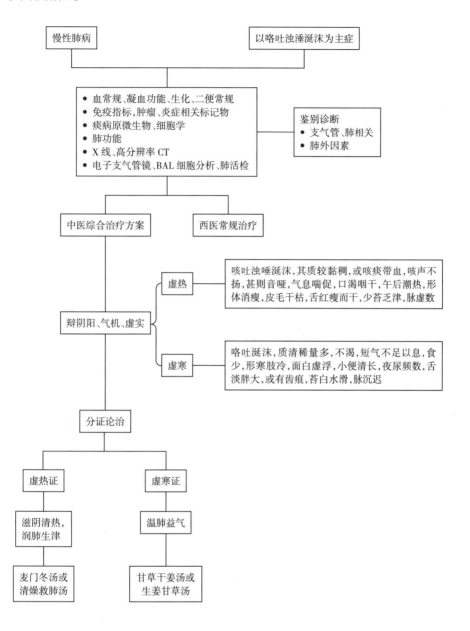

（付 义）

扫一扫
测一测

 复习思考题

肺痿主要分为虚热型、虚寒型，两者如何鉴别？

第九节　肺　痨

 培训目标

　　1. 掌握肺痨的定义、病因病机、诊断要点、治疗原则以及分型论治,能够根据不同证候制订相应的治疗方案。

　　2. 熟悉肺痨的主要鉴别诊断及治疗要点,熟悉肺痨的常见影像学表现。

　　3. 了解肺痨的预防调护、预后及转归。

　　肺痨是具有传染性的慢性虚弱性的一种肺病病证,以咳嗽、咯血、潮热、盗汗及身体逐渐消瘦为主要临床特征。《济生方》以"痨瘵"统称本病。元代葛乾孙《十药神书》为我国现存的第一部治疗肺痨的专著。元代朱震亨倡"痨瘵主乎阴虚"之说,确立了滋阴降火的治疗大法。明代虞抟《医学正传·劳极》则提出"杀虫"和"补虚"的两大治疗原则。西医学中肺结核病及肺非结核分枝杆菌感染(NTM)均可参照本病辨证施治。

【典型案例】

　　陈某,男,48 岁,技师。初诊日期:2018 年 5 月 26 日。主诉:低热 6 个月伴咳嗽咯血 2 个月。现病史:患者于 6 个月前出现低热,午后明显,体温最高不超过38℃,间断咳嗽,咳少量白色黏痰,无咯血和胸痛,服用止咳药,无明显好转,体重逐渐下降,肺部 CT 提示右肺上叶多发团片状渗出病灶,伴有空洞、树芽征,痰抗酸涂片阳性,西药治疗 2 个月,症状逐渐减轻,遂自行停药,此后一直咳嗽,少量白痰,未复查胸部 X 线片。2 个月前咳嗽加重,痰中带血,低热盗汗、胸闷气短乏力、形体消瘦,实验室检查:WBC 9.0×10^9/L,N 68%,L 32%,Hb 130g/L,PLT 138×10^9/L,ESR 35mm/h;痰涂片抗酸杆菌(++),痰结核培养提示结核分枝杆菌生长,PPD 试验(++++)。为寻求中医治疗而来就诊。既往史:有长期照顾肺结核家属史。刻诊:咳嗽无力,气短声低,痰中带血,午后潮热盗汗,食欲不振,大便稀溏,日渐消瘦,睡眠稍差。舌红,舌边有齿痕,苔薄,脉象细弱而数。肺部听诊:右上肺可闻及少量湿啰音。

　　问题一　通过病史采集,四诊合参,本案例的诊断及诊断依据是什么?

　　思路　诊断依据:①患者有长期肺结核患者接触史;②慢性咳嗽,痰中带血,低热盗汗、形体消瘦;③体检肺部听诊:右上肺可闻及少量湿啰音;④胸部 CT 特征:肺部 CT 提示右肺上叶多发团片状渗出病灶,伴有空洞、树芽征;⑤痰涂片抗酸杆菌(++),痰结核培养提示结核分枝杆菌生长,PPD 试验(++++)。根据患者既往病史及体征、胸部 CT 征象,本案中医诊断为肺痨,西医诊断为肺结核。

知识点 1

肺痨与虚劳、肺痈、肺癌鉴别

肺痨与虚劳鉴别

	肺痨	虚劳
病位	肺,可累及脾、肾	五脏并重,以脾、肾为主
病性	阴虚为主	五脏虚损
病机	正气亏虚,痨虫侵肺	脏腑功能虚衰,气血阴阳亏损
主症	咳嗽,咯血	神疲体倦,心悸气短,面容憔悴,自汗盗汗,五心烦热或畏寒肢冷
兼症	潮热,盗汗,身体逐渐消瘦	五脏气血阴阳虚损症状
病种	独立性慢性传染疾患	多种慢性疾病虚损证候的总称
传染性	有传染性	无传染性

肺痨与肺痈鉴别

	肺痨	肺痈
起病特点	慢性起病	急性起病
病机	正气亏虚,痨虫侵肺	热壅血瘀
主症	咳嗽、咯血	咳嗽,胸痛,发热
兼症	潮热、盗汗、身体逐渐消瘦	咳吐腥臭浊痰,甚则脓血相兼
发热	低热	高热
脉象	多细数	多浮数或滑数
病程	病程较长	病程较短
传染性	有传染性	无传染性

肺痨与肺癌鉴别

	肺痨	肺癌
病机	正气亏虚,痨虫侵肺	气滞血瘀,痰结毒聚
主症	咳嗽、咯血	呛咳持续不愈,或反复咯血痰
兼症	潮热、盗汗	胸痛
年龄	各年龄段	好发于 40 岁以上
传染性	有传染性	无传染性
抗痨治疗	有效	无效

问题二 本案例的辨证要点是什么? 病因病机如何分析?

思路 1 辨证要点:患者慢性咳嗽、痰中带血,伴有潮热盗汗、形体消瘦、气短声低、纳少便溏,舌红,舌边有齿痕,苔薄,脉象细弱而数。

思路2　病因病机:患者素体禀赋虚弱,正气亏虚,痨虫侵肺,正虚邪恋,日久耗伤肺气,表现为咳嗽无力,气短声低。肺气阴不足,阴虚肺热,灼伤肺络,痰中带血,低热盗汗,舌红眠差、脉细弱而数。①病理因素:感染痨虫导致气阴耗伤。②病机:肺痨日久,肺脾同病,阴伤气耗。③病位:肺、脾。④病理性质:虚热证。⑤证型:气阴耗伤。

知识点2

肺痨病的病因病机

　　肺痨的致病因素,不外内外两端。外因感染"痨虫",内因正气虚弱,两者相互为因,痨虫感染是不可或缺的外因,正虚是发病的基础。痨虫蚀肺后,聚津成痰,蕴而化热,耗损肺阴,进而演变发展,可致阴虚火旺,或导致气阴两虚,甚则阴损及阳。

知识点3

肺痨的辨证分型与临床特征

病理因素	证型	病机	临床特征
感染痨虫正气虚弱	肺阴亏虚	阴虚肺燥,肺失滋润,故干咳痰少。肺络损伤,则痰中带血。肺阴亏耗,则口干咽燥。阴虚内热则午后手足心热	干咳,咳声短促,少痰,午后手足心热,口干咽燥,舌质红,苔薄白少津,脉细或兼数
	阴虚火旺	肺病及肾,肺肾阴伤,虚火内灼,则呛咳气急。虚火灼伤血络,则见咯血。水亏火旺,则见骨蒸潮热	呛咳气急,时时咯血,血色鲜红,午后骨蒸潮热,五心烦热,口渴,形体日益消瘦,舌质红绛而干,苔薄黄而剥,脉细数
	气阴耗伤	肺脾同病,阴伤气耗。肺不主气、清肃失司,则见咳嗽气短无力,咳痰清稀色白。脾虚则纳少便溏,气虚则神疲倦怠,阴虚则内热,见午后潮热盗汗	面色㿠白,咳嗽无力,气短声低,咳痰清稀色白,午后潮热,自汗或盗汗,纳少,神疲倦怠,便溏,舌边有齿痕,苔薄,脉细弱而数
	阴阳两虚	阴伤及阳,肺、脾、肾三脏并损。肺虚气逆,肾不纳气则喘咳。阳虚则形寒自汗,阴伤则潮热盗汗。命门火衰则男子遗精阳痿。阴精虚竭,无以资助冲任化源,则女子经少闭经	咳逆喘息,少气,咳痰色白有沫,或夹血丝,血色黯淡,潮热,自汗,盗汗,肢冷,形寒,男子遗精阳痿,女子经少、经闭,苔黄而剥,舌质光淡隐紫,少津,脉细数而数,或虚大无力

问题三　本案如何辨证治疗?

思路　本案辨证属于肺痨日久,肺脾气阴耗伤,治以养阴润肺,益气健脾,方药以保真汤加减,具体方药:人参 10g,黄芪 30g,白术 15g,茯苓 15g,麦冬 15g,天冬 15g,生地黄 15g,熟地黄 15g,五味子 30g,白芍 30g,陈皮 15g,炙甘草 9g,侧柏叶 15g,藕节 18g。14 剂,水煎服,分 2 次服用,每次服用 150ml。

 知识点 4

肺痨的治疗原则

补虚培元和治痨杀虫是肺痨的基本治疗原则。正如《医学正传·劳极》所提出"一则杀其虫,以绝其根本,一则补其虚,以复其真元"。

1. 补虚培元　补虚培元重点在肺,并应重视脏腑整体关系,同时兼顾补脾益肾。根据肺痨多"阴虚"的病理特点,应以滋阴为主,火旺者兼以降火,如合并气虚、阳虚见证者,则当同时兼顾。

2. 抗痨杀虫　"痨虫"是本病的原因,外受"痨虫"所染,邪乘虚而入,而致发病。

知识点 5

肺痨的辨证分型与治法方药

证型	治法	代表方	常用药
肺阴亏虚	滋阴润肺 清热杀虫	月华丸	天冬、麦冬、生地黄、熟地黄、山药、百部、沙参、川贝母、茯苓、阿胶、三七、獭肝、白菊花、桑叶
阴虚火旺	补益肺肾 滋阴降火	百合固金汤合秦艽鳖甲散	生地黄、熟地黄、麦冬、贝母、百合、当归、芍药、甘草、玄参、桔梗、地骨皮、柴胡、秦艽、知母、鳖甲、青蒿、乌梅
气阴耗伤	养阴润肺 益气健脾	保真汤	人参、黄芪、白术、甘草、茯苓、五味子、当归、生地黄、熟地黄、天冬、麦冬、赤芍、白芍、柴胡、厚朴、地骨皮、黄柏、知母、莲子心、陈皮
阴阳两虚	滋阴补阳 培元固本	补天大造丸	人参、白术、当归、酸枣仁、炙黄芪、远志、白芍、山药、茯苓、枸杞子、紫河车、龟板、鹿角、熟地黄

【临证要点】

1. 辨病变脏器　主要在肺,久则损及脾肾两脏。

2. 辨病理性质　初期以肺阴虚为主,进一步演变肺损及脾,以气阴两伤为主;若肺肾两伤,元阴受损,则以阴虚火旺为主,甚则由气虚而致阳虚,表现阴阳两虚之候。

3. 辨病情轻重　初期病情多轻,咳嗽少痰,偶或痰中带血,咽干或有低热,疲乏无力,逐渐消瘦,继而咳嗽加重,干咳少痰或痰多,时有咯血量多,胸闷气促,午后发热。后期或有形寒,两颧红赤,唇红口干,盗汗失眠,心悸易怒,男子梦遗失精,女子月经不调或经闭。若病情进一步加重,可出现音哑气喘,大便溏泄,肢体浮肿,面唇发紫,甚至大骨枯槁,大肉陷下,骨髓内消,肌肤甲错等。

4. 辨证候顺逆　肺痨顺证表现为虽肺阴亏虚但元气未衰,胃气未伤,饮食如常,虚能受补,咳嗽日减,脉来有根,无气短不续,无大热或低热转轻,无痰壅咯血,消瘦不著。逆证表现为持续骨蒸发热;食少纳呆,便溏肢肿;大量咯血,反复发作;气短不续,动则大汗;大肉脱陷,声音低微;虚不受补,脉来浮大无根,或细而数疾。

5. 肺结核是肺系传染性疾病,要及早明确诊断,我国结核病实行结核病防治归口管理制度,诊断明确后需转入定点医疗机构进行规范抗结核治疗,以免发展为耐多药肺结核或泛耐药肺结核。

6. 根据"痨瘵主乎阴虚"的病机特点,以滋阴为主,火旺者兼以降火,如合并气虚、阳虚见证者,又当同时兼以益气或温阳。杀虫主要针对病因治疗,可以选择一些具有抗痨杀虫作用的中草药。

7. 患者要禁烟,戒酒色,节起居,禁恼怒,息妄想,慎寒温,忌辛辣燥性之物,适度锻炼,加强食养。

【诊疗流程】

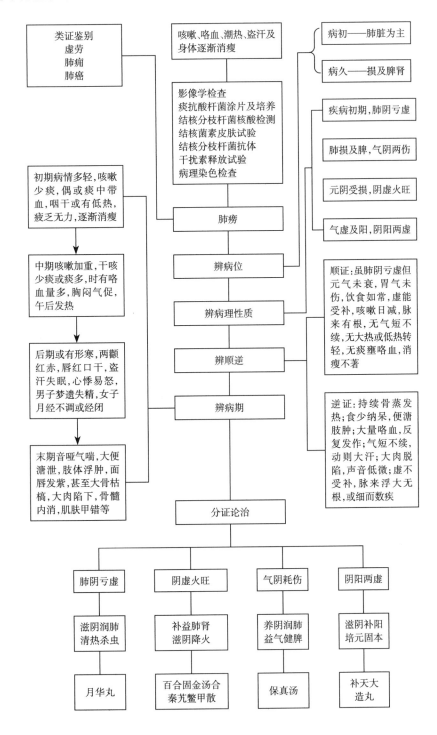

咳嗽、咯血、潮热、盗汗及身体逐渐消瘦

病初——肺脏为主
病久——损及脾肾

类证鉴别
虚劳
肺痈
肺癌

影像学检查
痰抗酸杆菌涂片及培养
结核分枝杆菌核酸检测
结核菌素皮肤试验
结核分枝杆菌抗体
干扰素释放试验
病理染色检查

疾病初期,肺阴亏虚
肺损及脾,气阴两伤
元阴受损,阴虚火旺
气虚及阳,阴阳两虚

初期病情多轻,咳嗽少痰,偶或痰中带血,咽干或有低热,疲乏无力,逐渐消瘦

中期咳嗽加重,干咳少痰或痰多,时有咯血量多,胸闷气促,午后发热

后期或有形寒,两颧红赤,唇红口干,盗汗失眠,心悸易怒,男子梦遗失精,女子月经不调或经闭

末期音哑气喘,大便溏泄,肢体浮肿,面唇发紫,甚至大骨枯槁,大肉陷下,骨髓内消,肌肤甲错等

肺痨
辨病位
辨病理性质
辨顺逆
辨病期

顺证:虽肺阴亏虚但元气未衰,胃气未伤,饮食如常,虚能受补,咳嗽日减,脉来有根,无气短不续,无大热或低热转轻,无痰壅咯血,消瘦不著

逆证:持续骨蒸发热;食少纳呆,便溏肢肿;大量咯血,反复发作;气短不续,动则大汗;大肉脱陷,声音低微;虚不受补,脉来浮大无根,或细而数疾

分证论治

肺阴亏虚
滋阴润肺
清热杀虫
月华丸

阴虚火旺
补益肺肾
滋阴降火
百合固金汤合
秦艽鳖甲散

气阴耗伤
养阴润肺
益气健脾
保真汤

阴阳两虚
滋阴补阳
培元固本
补天大
造丸

(张惠勇)

扫一扫
测一测

复习思考题

1. 肺痨的病因、病机是什么?
2. 肺痨诊断要点是什么?
3. 肺痨的治疗原则是什么?
4. 肺痨的临证要点是什么?

第五章

呼吸危重症的诊治

第一节　喘　脱

PPT 课件

05章01节PPT

古代医籍
精选

ER-5-1

培训目标

1. 掌握具备评估与诊治危急喘证的能力,掌握治疗原则,能够根据不同证候制订相应的治疗方案,最终达到独立诊治该疾病的目的。

2. 熟悉喘脱的病因病机、中医分证论治及疾病的预后转归;熟悉喘脱的中西医急救处理。

3. 了解喘脱的源流,调摄护理及预后转归。

喘证是指由于外感或内伤,导致肺失宣降,肺气上逆或气无所主,肾失摄纳,以致呼吸困难,甚则张口抬肩,鼻翼煽动,不能平卧等为主要临床特征的一种病证。严重者可由喘致脱出现喘脱之危重证候,称为喘脱。喘证古代文献也称"鼻息""肩息""上气""逆气""喘促"等。

喘脱是一种常见肺系危急重症,多见于多种急、慢性肺系疾病过程的最后阶段,西医学的慢性支气管炎、重症肺炎、支气管哮喘、慢性阻塞性肺疾病、肺结核、硅沉着病、急性呼吸窘迫综合征(ARDS)、肺癌等疾病见呼吸衰竭,可参照本节进行辨证论治。

【典型案例】

患者,男,76 岁,退休。初诊日期:2019 年 2 月 18 日。主诉:反复咳、痰、喘 30年余,再发伴喘憋、意识淡漠 3 天。现病史:患者 3 天前无明显诱因出现胸膺满闷,短气喘息,稍劳即甚;咳嗽痰多,色白黏腻;脘痞纳少,倦怠乏力。其他医院予抗感染等处理(具体用药不详),症状未见明显好转,现为求进一步诊治,由门诊拟"慢性阻塞性肺疾病急性加重期合并 2 型呼吸衰竭"收入我科。既往史:平素身体健康状况一般,既往有慢性阻塞性肺疾病病史;刻诊:喘促剧甚,张口抬肩,鼻煽气粗,稍动则咳喘欲绝,伴有痰鸣,心慌悸动,烦躁不安,汗出如珠,四肢发冷。无咯血,无头痛,饮食、睡眠差,二便不调。查体:神清,精神弱,口唇发绀,端坐呼吸,桶

121

状胸,两肺呼吸音粗,两肺可闻及干、湿啰音,心率130次/min,律齐,腹软,肝脾肋下未及,双下肢无水肿,神经系统(-)。舌质黯,脉浮大无根。胸部CT示:①慢支、肺气肿;②肺动脉段增宽。动脉血气分析:PO_2 40.2mmHg,PCO_2 65mmHg。

问题一   通过病史采集,四诊合参,本案例的诊断及诊断依据是什么?

思路   根据患者既往病史及体征、辅助检查,本案临床诊断:慢性阻塞性肺疾病急性加重期、Ⅱ型呼衰。

诊断依据:①典型的证候特征:喘促剧甚,张口抬肩,鼻煽气粗,稍动则咳喘欲绝,伴有痰鸣,心慌悸动,烦躁不安,汗出如珠,四肢发冷。②病史或诱因:有多年肺胀病史。③体征:心率130次/min,口唇发绀,端坐呼吸,桶状胸,两肺呼吸音粗,可闻及干、湿啰音或哮鸣音。④辅助检查:血常规、痰培养、血气分析、肺功能测定、X线胸片、胸部CT、心电图等有助于诊断。

知识点 1

喘脱、哮病鉴别

	喘脱	哮病
特点	急性或慢性发病,反复发作	急性发病,反复发作,具有夙根
基本病机	肺气闭塞或肺气虚衰,气道不利,阻遏于胸,升降出入失司	宿痰伏肺,诱因引发,痰阻气逆
主症	喘促剧甚,张口抬肩,鼻煽气粗,稍动则咳喘欲绝	发作时呼吸困难,喘息,喉中有哮鸣音
体征	两肺可闻及干、湿啰音或哮鸣音	两肺可闻及明显哮鸣音

问题二   本案例的辨证要点是什么?病因病机如何分析?

思路1   辨证要点:结合患者的喘脱表现,即喘促剧甚,张口抬肩,鼻煽气粗,稍动则咳喘欲绝,伴有痰鸣,心慌悸动,烦躁不安,汗出如珠,四肢发冷。

思路2   病因病机:患者既往反复咳、痰、喘,肺、脾、肾不足,痰湿蕴阻,加之外感邪气侵袭,肺气不宣而加重病情,清阳不升而意识淡漠。痰湿蕴阻,阳气亏虚而喘脱。①病机:肺气欲绝,心肾阳衰;②病位:在肺,影响心肾;③证型:正虚喘脱。

问题三   本案如何辨证治疗?

思路   根据本案辨证属于正虚喘脱,可以遵循"虚喘则培补摄纳",拟定扶阳固脱、镇摄肾气为法,方可选用参附汤送服黑锡丹,配合蛤蚧粉,具体方药:人参(另煎)20g,白附片10g,黄芪10g,山萸肉10g,冬虫夏草10g,麦冬10g,五味子6g,煅龙骨30g,煅牡蛎30g,蛤蚧粉(另包)1.5g,黑锡丹3g,炙甘草6g。3剂,水煎服,分2次服用,每次服用150ml。

治疗反馈:1剂服完,喘促稍平,心率减慢,汗出减少。3剂服完后诸症明显缓解。

知识点 2

喘脱的治疗原则

　　喘脱均为标急之候,既可治其标以缓其急,亦可治其本,去其致喘之因而缓其急。

 知识点 3

喘脱的辨证分型与临床特征

证型	治法	代表方	常用药
腑结肺痹	通腑祛结 泄热救肺	泄热救肺汤	瓜蒌、大黄、芒硝、厚朴、葶苈子、枳实、杏仁、知母等
外伤气脱	通腑逐瘀 益气救肺	桃仁承气汤合生脉散	大黄、芒硝、桃仁、赤芍、当归、甘草、麦冬、五味子、人参等
心肾阳虚	温通心肾 行气泻肺	附桂行水汤	人参、黄芪、川芎、附子、鸡血藤、桂枝、茅根、茯苓、猪苓、泽泻等
气阴两虚	益气救阴 定喘防脱	生脉散	人参、麦冬、五味子、龙骨、牡蛎、磁石
正虚喘脱	扶阳固脱 镇摄肾气	参附汤送服黑锡丹,配合蛤蚧粉	人参、附子、黑锡丹、蛤蚧粉

【临证要点】

　　1. 喘脱的临证思路应分清虚实　一般新发多实,其发病多急骤,有明显的邪盛表现,如腑结肺痹、外伤气脱等,多属实证;气阴两竭,心肾阳虚之喘脱,多见于他病之变,多为虚证或虚实夹杂之证。

　　2. 辨证同时,需配合活血化瘀。

　　3. 喘脱的危重证候,需配合呼吸机辅助通气等抢救措施。

　　4. 积极治疗原发病。

【诊疗流程】

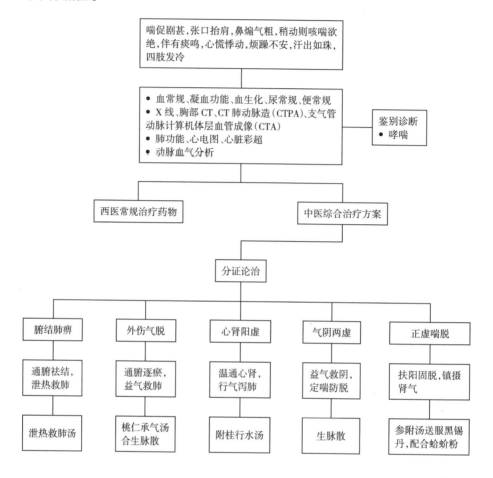

（张念志）

? **复习思考题**

1. 喘脱的诊断依据是什么？
2. 喘脱的治疗原则是什么？

第二节　外　感　高　热

培训目标

1. 掌握外感高热的定义、病因病机、治疗原则，能够根据不同证候制订相应的治疗方案。
2. 熟悉外感高热的证治方药；熟悉外感高热的中西医急救处理。
3. 了解外感高热的调摄护理及预后转归。

外感高热是指感受六淫之邪或温热疫疠之气,导致营卫失和,正邪交争,脏腑气血阴阳失调,临床以发热(T>39℃)为主要症状,伴有恶寒、面赤、烦躁、脉数等临床表现的一类外感病证。外感高热是临床常见急症,若处理不及时或失治误治,常引起抽搐惊厥、神昏谵语,甚至危及生命。外感高热并不是一个独立的疾病,而是多种外感疾病过程中的一个主要症状,在温病卫气营血各阶段和伤寒病三阳证均可出现此症,不过以温病各阶段最为常见。本病古代有"发热""寒热""壮热""大热""身灼热"等之称。

古代医籍精选

《黄帝内经》分析了热病的范围、病因、症状、演变、治则、禁忌等,奠定了中医外感热病学的理论基础。东汉张仲景《伤寒论》创六经辨证,成为外感热病辨证论治的纲领。明清温病学说的成熟使外感热病理论趋于完善。

根据外感高热的临床表现,即西医所谓急性感染性疾病,特别是急性扁桃体炎、大叶性肺炎、急性胃肠炎、急性胆囊炎、病毒性肝炎、急性尿路感染等,均可参照本病辨证施治。

【典型案例】

张某,男性,55岁,形体偏胖,平素性急。初诊日期:2018年5月4日。主诉:发热3日。现病史:恶寒发热3日,体温在38.5~40℃之间,发热重,恶寒轻,无汗,咽痛,头痛,周身酸痛乏力,舌红,苔黄厚腻,脉弦滑数。

问题一　通过病史采集,四诊合参,本案例的诊断思路什么?

思路　患者以发热为主要表现,体温在38.5~40℃,恶寒轻,伴咽痛,头痛,周身酸痛乏力,首先考虑感冒,但体温超过39℃,病位在肺卫,为了进一步明确诊断,需要补充询问病程长短,发病的诱因,常见伴随症状(可遵循"十问歌"顺序问诊)如口内感觉、头身、饮食、睡眠、二便、精神等,诊疗经过(既往接受的检查和治疗情况)。

病史补充

(1)病程长短:患者10天前出差,饮食起居失常,1周后返京途中受凉,即出现恶寒发热。

(2)发病诱因:出差期间过食辛辣肥甘厚味,返途中复感风寒。

(3)发热特点:体温波动在38.5~40℃之间,发热重,恶寒轻,服解热镇痛药即汗出热退,因病后用解热镇痛药,临床热型已不典型。

(4)伴随症状:咽痛,口干、口黏、口苦,咳嗽,咳声频剧,咳少量黄痰,质黏不易出,头痛,周身酸痛不适,纳差,恶心,小便短赤,大便3日未行。

(5)既往接受的检查和治疗情况:先后服用阿莫西林、对乙酰氨基酚、小柴胡颗粒、感冒清热颗粒等治疗3天,汗出热减,旋即复起。血常规:WBC $8.9×10^9$/L,尿常规及胸片等检查未见明显异常。

笔记

知识点 1

发热临床分级

(1) 低热:37.3~38℃。

(2) 中等度热:38.1~39℃。

(3) 高热:39.1~41℃。

(4) 超高热:41℃以上。

 知识点 2

外感高热的诊断

1. 症状 T>39℃,伴有恶寒、口渴喜饮、舌红苔黄、脉数等症,或具有相关脏腑为热所扰的功能紊乱症状,如咳嗽、胸痛、喘息、泄泻等症。

2. 病程 起病急,一般在 3 日之内,病程较短,约 2 周左右。

3. 病史 具有感受外邪、疫毒史等。

4. 辅助检查 如血、尿、便常规,血沉,血、痰、尿、骨髓细菌培养阳性,胸部 X 线或 CT 检查,B 超检查胆囊体积缩小、收缩及排泄功能差等炎性改变等。

5. 鉴别诊断 与内伤发热鉴别。

问题二 为了与其他疾病相鉴别,还需要进一步询问哪些病史? 完善什么检查?

思路 1 患者以高热为主症,发病急,病程短,由外感风寒诱发,WBC 8.9×10⁹/L,中医诊断考虑外感高热。为了和其他疾病相鉴别,需要进一步了解以下情况及相关查体、实验室检查:

(1) 询问发热特点:发热起始时间、热程、热型、热度,是否伴有寒战或寒热往来,是否有节律性,是否伴有其他特定症状(如皮疹、出血、淋巴结肿大、肝脾肿大、肾功能异常、关节痛、鼻窦炎等)。

(2) 询问疾病史:既往有无慢性疾病病史或全身性疾病病史,如结核病史、免疫缺陷病史、结缔组织病史、肿瘤史等。

(3) 询问用药史、个人史:特殊用药史、特殊地区(疫区、牧区)定居或旅游史、职业史、手术史和冶游史等。

(4) 完善查体,查肝肾功能、血沉。

病史补充

患者高热,发热重,恶寒轻,发病急,病程短,后用解热镇痛药干预,热型不典型,无关节痛;既往无特殊病史及个人史。

辅助检查

(1) 查体:无皮疹、出血、淋巴结肿大、肝脾肿大等。

(2) 实验室检查:肝肾功能正常,血沉正常。

思路 2　若患者治疗后高热仍不退,可以进一步完善结核、抗核抗体、血管炎、风湿等系统免疫疾病的排查。

知识点 3

外感发热与内伤发热的鉴别

	外感发热	内伤发热
共同点	发热	
病因病机	外邪疫毒内侵,正邪相争	脏腑气血阴阳失调,郁而化热
发病情况	发病急,病程短	发病缓,病程长
发热特点	高热多见	热势高低不一
临床表现	高热、恶寒,伴外感表证,如头痛、鼻塞、流涕、咳嗽、脉浮等	发热、无恶寒,多伴脏腑虚证,如头晕、神疲、自汗盗汗、脉弱无力
病理属性	多为实热证	多为虚热或虚实夹杂证

知识点 4

发热的常见病因

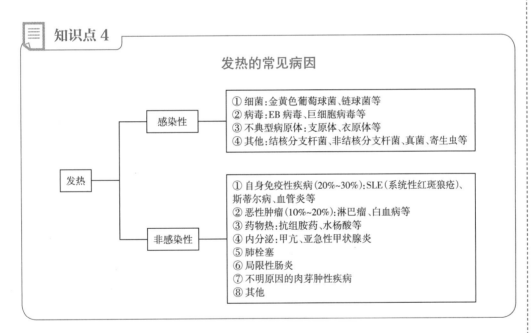

发热
　感染性
　　① 细菌:金黄色葡萄球菌、链球菌等
　　② 病毒:EB 病毒、巨细胞病毒等
　　③ 不典型病原体:支原体、衣原体等
　　④ 其他:结核分支杆菌、非结核分支杆菌、真菌、寄生虫等
　非感染性
　　① 自身免疫性疾病(20%~30%):SLE(系统性红斑狼疮)、斯蒂尔病、血管炎等
　　② 恶性肿瘤(10%~20%):淋巴瘤、白血病等
　　③ 药物热:抗组胺药、水杨酸等
　　④ 内分泌:甲亢、亚急性甲状腺炎
　　⑤ 肺栓塞
　　⑥ 局限性肠炎
　　⑦ 不明原因的肉芽肿性疾病
　　⑧ 其他

问题三　结合患者临床四诊信息,如何辨证论治?

思路　患者发热 38.5~40℃,恶寒轻,病位在肺卫,寒邪外束肌表,卫阳被遏,故恶寒;素体阳盛,寒邪郁而化热,邪正相争,故高热;形体偏胖,舌红苔黄厚腻,乃湿热内阻之象;咳声频剧,为风寒犯肺,郁而化热,肺失宣降,肺气上逆;发病前过食辛辣油腻食物,复感风寒,饮食不节,内伤脾胃,外感风寒,迅即郁而化热;邪正相争,内外邪热相煽,其势甚烈;咽痛,口干、口黏、口苦乃湿热上炎熏蒸之象;头痛,周身酸痛不适为寒凝经络;纳差、恶心乃湿热阻碍脾胃运化,胃气上逆之象;小便短赤、大便干,乃热已伤津化燥之象;脉弦滑数,乃湿热中阻,邪在少阳之象。

综上,患者以高热为主症,发病急,病程短,伴外感表证,四诊合参,诊断为外感高热。患者形体偏胖,平素性急,此次病因为外感及饮食不慎;病机为表寒里热,湿热中阻;病位在肺卫;病性以邪实为主。治以表里双解,清热祛湿。方用麻杏石甘汤合银翘散合小柴胡汤加减。具体方药:炙麻黄 6g,苦杏仁 10g,生石膏^(先煎)30g,生甘草 10g,炒薏苡仁 30g,柴胡 24g,黄芩 10g,清半夏 9g,酒军 6g,金银花 15g,连翘 12g,厚朴 10g,生姜 10g,薄荷^(后下)6g,葛根 15g,羌活 10g。

知识点 5

不同热型的表现及病机

热型在一定程度上可以反映外感发热的病位、病势、病邪性质等,因此外感高热需辨识热型。

1. 发热恶寒　指发热与恶寒同时存在,提示病证在卫表。

2. 壮热　指但热不寒,且高热不退,为里热壮盛之象,如气分邪热亢盛或邪热深入营血。

3. 寒热往来　指恶寒与发热交替出现,寒时不热,热时不寒,一日数次发作。提示病位在少阳、肝胆,或由疟邪所致。

4. 潮热　指热势盛衰起伏有时,如潮汛一般。外感之潮热多属实证,热势较高,热退不净,定时又复升高,多见于阳明腑实证、湿温证、热入营血证等。

5. 不规则发热　指发热持续时间不定,热势变动并无规律,见于时行感冒、风湿热所感等。

知识点 6

病 因 病 机

(一)病因

1. 外邪因素

(1)外感六淫:由于气候反常或人体调摄不慎,风、寒、暑、湿、燥、火(热)乘虚侵袭人体而发为外感高热。六淫之中,以火、热、暑、湿为主要病邪,风、寒、燥邪亦能致热,但要经历化热的病理过程。六淫可以单独致病,亦可以两种及以上病邪兼夹致病,如风寒、风热、风燥、湿热、风湿热等。此外,季节、时令、气候、地域、经济等因素会导致六淫致病的差异性。

(2)疫疠之邪:疫毒又称戾气、异气,为一种特殊的病邪,具有较强致病性、季节性和传染性。疫疠之毒,其性猛烈,一旦感受疫毒,则起病急骤,传变迅速,卫表症状短暂,较快出现高热。

外邪多由皮毛或口鼻而入。一般说来,六淫之邪,由皮毛肌腠而入,由表入里,传至脏腑,发为热病。疫毒之邪,多由口鼻而侵,由上而下,由浅而深,发为热病。

2. 体质因素　"正气存内,邪不可干",人体正气不足,防御能力下降,或者病邪致病力超过人体的防御能力,则邪气内犯人体而发病。此外,不同体质有其相对易感的外邪。感受外邪之后,不同体质对外邪反应不同,可表现为不同证候。如太阳卫阳太过者易感受风热,发生高热、咽痛,甚至肺热喘嗽;太阳卫阳不足者易感受风寒后郁而化热;太阴脾虚体质易感受暑湿或风寒夹湿致热;少阴阴虚体质易感受风热、温燥致热。

（二）病机

六淫或疫疠之邪入侵,正邪交争于体内,则脏腑气机紊乱,阴阳失调,阳气亢奋,或热、毒充斥于人体,发生阳气偏盛的病理性改变,即所谓"阳胜则热"的病机。外感发热的病性为阳气亢奋,属实热。其不同的病变和临床表现,则是由感邪的性质和病邪作用的脏腑部位所决定。如病邪影响发病,火热之邪为病,热变较速,发热为主;湿热为病,其性黏滞,病变多留连于中下焦;风寒为病,则有一个郁而化热的过程;疫毒为病,起病更急,传变更快,热势更甚。又如病位影响发病,随病邪作用的肺、脾、肝胆、胃肠、膀胱等的不同,则相应脏腑的气机发生紊乱,因而就有不同的外感高热病证。

外感发热病变,病机以阳胜为主,进一步发展则化火伤阴,亦可因壮火食气而气阴两伤,若病势由气入营入血,或疫毒直陷营血,则会发生神昏、出血等危急变证。

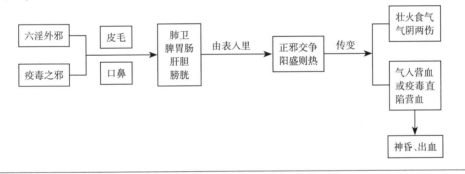

知识点 7

治 疗 原 则

1. 祛除外邪　外邪是导致外感高热的首要因素,因此,祛除外邪是治疗的关键。"热者寒之",外感发热以清热为治疗原则,根据病邪性质、病变脏腑、影响气血津液的不同,又有清热解毒、清热利湿、通腑泻下、清利脏腑等法。

2. 扶助正气　疾病的发生发展过程始终是邪正交争、盛衰消长的过程。正胜则邪却,正虚则邪陷。所以在治疗中要时刻权衡感邪的轻重与多少,正气盛衰与强弱,合理使用祛邪与扶正的方法。温病初期和极期,邪势较盛,正气亦不虚,当祛邪为主,兼顾扶正,使邪去而正安。如养阴益气固本法主要适用于热病后期有阴伤气耗者,方如白虎加人参汤、增液承气汤等。

知识点 8

外感六淫辨证论治

分类	风淫证	寒淫证	暑淫证	湿淫证	燥淫证	火淫证
定义	是指外感风邪所致的证候	是指外感寒邪所致的证候	是指外感暑邪所致的证候	是指外感湿邪所致的证候	是指外感燥邪所致的证候	是指外感火邪所致的证候
病邪特点	风为百病之长,善行而数变,具有发病急、变化快、游走不定的特点	寒为阴邪,其性寒凉,凝滞收引	暑为阳邪,具有炎热升散,易耗气伤津的特点	湿为阴邪,湿性重浊黏滞,阻滞气机,易损伤阳气	燥性干燥,易伤津液	火为阳邪,易伤津耗气,其有炎上、易生风动血的特点
辨证要点	高热,恶风,汗出,脉浮缓	高热,恶寒,无汗,头身疼痛,脉浮紧	高热,汗出,吸恶乏力,口渴,胸闷	高热,肢体酸重,苔腻,便溏	高热,干咳,口、鼻、唇,皮肤干燥,脉浮	高热,口渴,烦躁,出血
证候分析	风邪侵表,正邪交争,腠理疏松,故高热,恶风汗出;脉浮缓	寒邪犯表,阻遏卫阳,故恶寒、发热,无汗;寒凝经脉,故头身疼痛,脉浮紧	暑性炎热,迫津外泄,出现高热,口渴,汗出	外湿侵袭,阻滞经气,则高热,头重如裹,肢困身重;湿浊内困,阻遏气机,故胸闷脘痞,口腻纳呆;湿浊下趋,故便溏	燥遏卫表,则高热,咽喉不利,脉浮;肺系失润,则唇鼻咽系失润,干咳少痰,肤燥皲裂;燥邪伤津,则口渴,唇、咽干燥	火入气分,气血壅涌则高热,面红目赤,脉洪数;热迫血妄行,则伤阴口渴,唇、血;热入营,火入营血,迫血妄行,则吐血、衄血
方药	风寒用荆防败毒散;风热用桑菊饮、银翘散;表寒里热用麻杏石甘汤	麻黄汤或桂枝汤	羌活胜湿汤或藿香正气散	湿重于热者可予三仁汤或藿朴夏苓汤加减,热重于湿者用连朴饮加减主之,湿热并重者用黄芩滑石汤加减	温燥用桑杏汤,凉燥用杏苏散	白虎汤或玉女煎

知识点 9

瘟疫、疫疹、瘟黄辨证论治

分类	瘟疫	疫疹	瘟黄
定义	是指感受疫疠所致的病证	是指感受燥热疫毒所致的发疹病证	是指感受瘟毒夹有湿热所致的猝然发黄的病证
辨证要点	高热急骤,寒热俱重,舌红绛,苔白如积粉,脉数	高热,斑疹隐隐,舌红,脉数	来势凶猛,发热后即发黄、高热、神昏,或有发斑、出血
证候分析	邪在膜原,故高热恶寒;疫邪化热入里,则内外俱热,昼夜发热,日晡益甚。疫毒秽浊蕴积,故苔白如积粉	疫毒火邪从皮毛或口鼻而入,侵袭肺胃,充斥表里,则初期即高热,头痛如劈;疫毒火邪内迫血分,故见斑疹隐隐	瘟毒与湿热外袭,郁于皮肤,则初期即高热恶寒。瘟毒与湿热内阻中焦,脾胃运化失职,熏蒸肝胆,胆汁不循常道而外溢肌肤即猝然发黄;疫毒入于五脏,内扰心神则神昏谵语
方药	达原饮	清瘟败毒饮	茵陈蒿汤合清瘟败毒饮、甘露消毒丹或安宫牛黄丸、紫雪丹加减

　知识点 10

预 后 转 归

　　外感高热一般规律是由表入里,由卫入气,进而入营、入血,伤阴耗气,甚者出现动血生风、惊厥闭脱等。因所包含的病种广泛,病情有轻重,病程有长短,治疗有差异等,故预后亦有差别。一般说来,大部分外感发热者,由于正气未衰,只要经过正确的治疗,均可及时治愈。部分患者,由于感邪太盛,或治疗不力,未能控制病势的发展,出现津气大耗,或动血生风,惊厥闭脱之变证,则预后不良。病程短,治疗得当,则病情向愈,若病情迁延不愈,可进一步转化成咳嗽或风温肺热。

　知识点 11

预防与调摄

　　(1) 避风寒:注意气候变化,做好防寒保暖,避免受凉,尤其在气候反常时更要注意调摄。

　　(2) 节饮食:饮食以少食多餐、营养丰富、清淡易消化为原则,不宜饮酒及过食生冷、辛辣肥甘厚味食物。

　　(3) 重休息:高热应卧床休息。

　　(4) 适强身:适当参加体育锻炼,以增强体质,提高抗病能力。

　　(5) 畅情志:应保持精神愉快,避免忧思恼怒及情绪紧张。

知识点 12

急性高热处理原则

1. 紧急降温处理 首选物理降温,慎重应用退热药,可用酒精、温水擦浴,也可用冰袋或冷水袋置于前额、腋窝、腹股沟等部位降温,同时降低室温。如物理降温效果不好时,考虑药物退热。常用水杨酸盐类或非甾体类解热镇痛药,如布洛芬等,但应注意防止患者因大汗而虚脱。

2. 抗菌药物合理使用 临床上,只有疑为感染性发热时,可在必要的实验室检查和各种检查标本采取后,根据初步临床诊断了以经验性的抗菌治疗。选用抗菌药物治疗时,应尽量选用针对所怀疑的致病菌有特效的药物。

3. 加强营养支持 发热患者机体消耗量大,应该注意给予多种维生素、高蛋白食物。注意水的摄入,保持水电解质平衡,防止虚脱。

4. 查找病因,对症治疗 收集患者详细病史、体格检查资料,完善相关辅助检查,明确高热原因,针对病因制订相应治疗方案。

 知识点 13

其他中医治疗方法

1. 针刺 取穴曲池、合谷、内关、手三里、足三里、阳陵泉、三阴交。

2. 物理降温 荆芥 15g、薄荷 15g、青蒿 30g、生石膏 30g 水煎液擦浴。

3. 结肠滴注 柴胡 30g、大黄 30g、枳实 15g、黄芩 30g、青蒿 30g、生石膏 60g、生麻黄 10g,水煎取汁 200ml,待放凉后结肠滴注。

4. 临床常用中成药 柴胡注射液 4ml 肌内注射;清开灵注射液 20~40ml 稀释后静脉点滴;紫雪丹、安宫牛黄丸口服或鼻饲。

【临证要点】

1. 外感高热是以发热(T>39℃)为主要症状,伴有恶寒、面赤、烦躁、脉数等临床表现的一类外感病证。

2. 原因有外感六淫之邪(风、寒、暑、湿、燥、火)或温热疫疠之气,基本病机为正邪交争,营卫失和,脏腑气血阴阳失调。

3. 临床上常表现多为实热证。

4. 辨证上应首辨热型,次辨病因、病位、病性(病性中还要辨虚实寒热的兼夹)、预后转归。

5. 临证治疗以祛除外邪,扶助正气为基本法则,祛除外邪根据病邪性质、病变脏腑、影响气血津液的不同,又有清热解毒、清热利湿、通腑泻下、清利脏腑等法。

【诊疗流程】

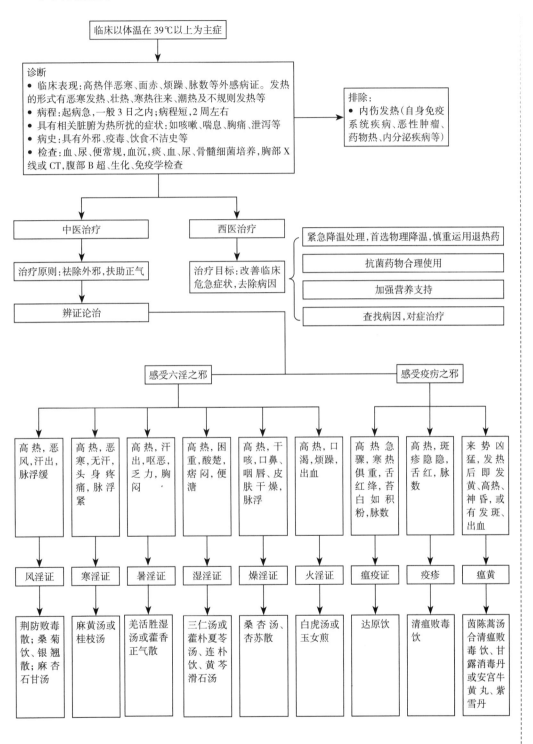

临床以体温在 39℃以上为主症

诊断
- 临床表现:高热伴恶寒、面赤、烦躁、脉数等外感病证。发热的形式有恶寒发热、壮热、寒热往来、潮热及不规则发热等
- 病程:起病急,一般 3 日之内;病程短,2 周左右
- 具有相关脏腑为热所扰的症状:如咳嗽、喘息、胸痛、泄泻等
- 病史:具有外邪、疫毒、饮食不洁史等
- 检查:血、尿、便常规,血沉,痰、血、尿、骨髓细菌培养,胸部 X 线或 CT,腹部 B 超、生化、免疫学检查

排除:
- 内伤发热(自身免疫系统疾病、恶性肿瘤、药物热、内分泌疾病等)

中医治疗

西医治疗

紧急降温处理,首选物理降温,慎重运用退热药

抗菌药物合理使用

加强营养支持

查找病因,对症治疗

治疗原则:祛除外邪,扶助正气

治疗目标:改善临床危急症状,去除病因

辨证论治

感受六淫之邪

感受疫疠之邪

| 高热,恶风,汗出,脉浮缓 | 高热,恶寒,无汗,头身疼痛,脉浮紧 | 高热,汗出,呕恶,乏力,胸闷 | 高热,困重,酸楚,痞闷,便溏 | 高热,干咳,口鼻、咽唇、皮肤干燥,脉浮 | 高热,口渴,烦躁,出血 | 高热急骤,寒热俱重,舌红绛,苔白如积粉,脉数 | 高热,斑疹隐隐,舌红,脉数 | 来势凶猛,发热后即发黄、高热、神昏,或有发斑、出血 |

风淫证 | 寒淫证 | 暑淫证 | 湿淫证 | 燥淫证 | 火淫证 | 瘟疫证 | 疫疹 | 瘟黄

| 荆防败毒散;桑菊饮、银翘散;麻杏石甘汤 | 麻黄汤或桂枝汤 | 羌活胜湿汤或藿香正气散 | 三仁汤或藿朴夏苓汤、连朴饮、黄芩滑石汤 | 桑杏汤、杏苏散 | 白虎汤或玉女煎 | 达原饮 | 清瘟败毒饮 | 茵陈蒿汤合清瘟败毒饮、甘露消毒丹或安宫牛黄丸、紫雪丹 |

(李　杰)

扫一扫
测一测

PPT 课件
05第03节PPT

古代医籍
精选
ER-5-3

? **复习思考题**

外感高热的治疗原则是什么?

第三节 咯 血

培训目标

1. 掌握咯血的治疗原则及分型论治,能够根据不同证候制订相应的治疗方案。

2. 熟悉咯血的常见病因,熟悉咯血的中西医急救处理。

3. 了解咯血中大咯血的诊断标准,了解咯血的调摄护理及预后转归。

咯血,亦称咳血,是指肺络之血由肺及气管外溢,经口咯出;可表现为痰中带血,或痰血相杂,或纯为鲜血。《丹溪心法·咳血》云:"咳血者,嗽出,痰内有血者是。"《医林绳墨·血论》言:"从嗽而来于肺者为咳血。"

西医学认为,咯血为喉部及喉以下的呼吸道或肺组织的任何部位出血,经喉头、口腔而咳出;应排除鼻腔、咽和口腔部的出血,可见于多种疾病,累及多个脏器。

【典型案例】

陈某,男,65 岁,退休。初诊日期:2018 年 8 月 4 日。主诉:咳嗽咯黄痰 10 余年,咯血 1 天。现病史:患者 10 余年来反复咳嗽咯黄痰,昨夜因受凉出现咳嗽咳痰又作,咯较多黄痰,23 点咯血数口,量约 50ml,色鲜红,至我院急诊就诊,查胸部 CT 示:左下肺有多个不规则的蜂窝状和卷发状阴影;血常规:白细胞计数 $4.75×10^9$/L,中性粒细胞百分比 32.0%,超敏 CRP<1mg/L,D- 二聚体 1.10mg/L;喉镜检查未见异常。予注射用头孢呋辛钠、痰热清注射液等静滴后患者咯血量较前略有减少,为求进一步系统诊治,收住入院。既往史:患者幼年有肺炎史,平时偶有咳嗽、咳痰;否认高血压、糖尿病、冠心病等慢性病史,否认伤寒、结核、肝炎等传染病史,否认重大手术外伤及输血史;否认药物食物过敏史;否认疫区、疫水接触史;否认家族性遗传疾病史;无吸烟、饮酒等不良嗜好。刻诊:咯血,血色鲜红,咳吐黄痰,口渴,无发热恶寒,无盗汗乏力,无咽痛,无头痛头晕,无胸闷胸痛,纳、寐可,大便干,面红,舌质红、舌苔黄,脉滑数。肺部听诊:左下肺可闻及湿啰音。

问题一 通过病史采集,四诊合参,本案例的中医诊断及诊断依据是什么?

思路 诊断依据:①患者幼年时有肺炎病史;②有长期慢性咳嗽,咳黄痰,本次因咯血 1 天就诊;③体检肺部听诊:左下肺有湿啰音。④胸部 CT 特征:左下肺有多个不规则的蜂窝状和卷发状的阴影。根据患者既往病史及体征、胸部 CT 征象,本案临床诊断:支气管扩张伴感染。

知识点 1

什么是大咯血?

大咯血是指 24 小时咯血量大于 500ml,或 1 次大于 100ml。

 知识点 2

咯血、口鼻出血及呕血的鉴别

	咯血	口鼻出血	呕血
病史	多有支气管扩张、肺结核或肺癌等呼吸道病史	有口腔、鼻咽部的病变史	多有消化性溃疡或肝硬化合并食管静脉曲张病史
主症	咯血是血由肺来,血色多为鲜红色,多混有痰液	多为纯血或血随唾液而出,血量少	吐血是血自胃来,血色紫黯,常夹有食物残渣
伴有症状	咯血之前多有咳嗽、胸闷、咽痒等症状,大便正常	可有口腔鼻咽部的症状	吐血经呕吐而出,吐血之前多有胃脘不适或胃痛、恶心等症状,大便多呈黑色

 知识点 3

咯血常见的病因及需要做的检查

1. 咯血常见的病因

(1) 感染性因素

1) 肺部细菌感染,常见于肺炎、支气管扩张、肺脓肿、支气管炎等。

2) 肺结核。

3) 肺曲霉菌病。

4) 寄生虫感染,如肺吸虫病、肺包虫病、肺阿米巴病等。

(2) 非感染性因素

1) 肺部肿瘤,如肺癌、肺转移癌。

2) 肺栓塞。

3) 肺血管畸形。

4) 间质性肺病。

5) 血管炎。

6) 其他:心脏病、血液病、肾病、妇科病等累及肺脏,外伤,药物因素如服用抗凝药物等。

2. 需要做的检查

(1) 胸部 CT 检查。

(2) 支气管镜或造影检查。

(3) 血常规、C 反应蛋白、血沉、抗中性粒细胞胞质抗体(ANCA)及抗血管内皮细胞抗体测定、出凝血试验、曲霉抗体测定曲霉菌半乳甘露聚糖测定。

(4) 痰培养、痰抗酸杆菌检查、脱落细胞检查等。

问题二 本案例的辨证要点是什么？病因病机如何分析？

患者幼年肺炎后而长期咳嗽咯痰，属邪气未净，留恋不去，耗伤肺气，日久形成痰热蕴肺，灼伤肺络而表现为咯吐鲜血。

本患者咯血血色鲜红，伴有咳吐黄痰、面红、口渴、便干、舌质红、舌苔黄，脉滑数。辨证如下：病理因素为痰热；病机为痰热蕴肺，热伤肺络，血溢脉外；病位在肺；病理性质为实热证；证型为痰热蕴肺证。

 知识点 4

咯血的病理因素、病机证型

	病理因素	病机证型	临床特征
外感	风热	风热犯肺	咳嗽，咯少量血，发热，微恶风寒，头痛，少汗，口微渴，咽喉赤痛，舌边尖红、苔薄干，脉浮数
	燥火	燥火伤肺	咽喉干痒咳嗽，痰中带血，口干鼻燥，或有身热，舌质红而少津、苔薄黄，脉数
内伤	痰热	痰热蕴肺	咳嗽，咯血色鲜红，痰黄，口渴，舌苔黄腻、质红，脉滑数
	肝火	肝火犯肺	咳嗽阵作，痰中带血或有鲜血，胸胁满闷或胀痛，烦躁易怒，口苦，舌质红、苔薄黄，脉弦数
	阴虚	阴虚肺热	咳嗽痰少，痰中带血，或反复咯血，血色鲜红，口干咽燥，颧红，潮热盗汗，舌质红、舌苔少而干，脉细数
	瘀血	瘀阻肺络	咳嗽，咯血紫黯，胸痛，舌质瘀紫，脉涩

问题三 本案如何辨证治疗？

思路：根据辨证，本案属于痰热灼伤肺络，可以遵循"急则治其标"，先拟定清化痰热、凉血止血治其标为法，方可选用清金化痰汤合十灰散加减，具体方药：黄芩 10g，栀子 10g，桑白皮 10g，麦冬 15g，芦根 30g，知母 10g，大贝母 10g，藕节炭 10g，全瓜蒌 15g，橘红 10g，侧柏叶 15g，茜草 15g，炙甘草 5g。3 剂水煎服，分 2 次服用，每次服用 150ml。

 知识点 5

咯血的治疗原则

咯血的基本病机是肺络受损、血行脉外。导致咯血的原因较多，外感邪气可致咯血，内伤致脏腑功能失调也可引起咯血，故需综合研判，辨证论治。结合历代医家临床经验，咯血虽病因复杂，但可按照首辨外感内伤，次辨虚实燥火(热)，较易入手。同时应注意，本着治病求之于本的精神，咯血治疗必须同时治疗引起咯血的原发疾病。

1. 治火 火热灼伤肺络是咯血的常见病机，火热有虚实之分，实火当清热泻火，虚火当滋阴降火。

2. 治气 气为血帅,气能统血。实证当清气降气,虚证当补益养肺。

3. 止血 "存得一分血,便保得一分命"。咯血当以止血为首要目的,据证可以选用凉血止血、收敛止血或祛瘀止血。

知识点 6

咯血的分证论治

证型	治法	代表方	常用药
风热犯肺	疏散风热 凉血止血	桑菊饮	桑叶、菊花、连翘、桔梗、杏仁、薄荷、甘草、芦根、侧柏叶、藕节
燥火伤肺	清热润肺 宁络止血	桑杏汤	桑叶、杏仁、栀子、浙贝母、南沙参、梨皮、白茅根、侧柏叶、藕节
痰热蕴肺	清化痰热 凉血止血	清金化痰汤	黄芩、栀子、桑皮、麦冬、知母、瓜蒌、橘红、浙贝母、侧柏叶、茜草、藕节
肝火犯肺	清肝泻火 凉血止血	泻白散合黛蛤散	青黛、黄芩、桑皮、地骨皮、海蛤壳、旱莲草、白茅根、大蓟、小蓟
阴虚肺热	滋阴润肺 宁络止血	麦门冬汤(《三因极一病证方论》)或百合固金汤	麦冬、桑皮、紫菀、竹叶、党参、法半夏、川贝母、白及、藕节、白茅根
瘀阻肺络	化瘀止血	花蕊石止血散	花蕊石、三七

【临证要点】

1. 咯血是肺系急重症范畴,要及早明确病因,重视对原发病治疗的同时采取积极的止血措施;要准确估算出血量,如属于大咯血范畴,则需要积极配合西医的各种止血措施,必要时需要配合介入科栓塞、胸外科手术治疗。

2. 保持气道通畅,防治咯血引起窒息。咯血量较大时,要鼓励患者将所咯出的血液引流排出,避免紧张憋气,防止血块阻塞气道导致窒息。

3. 燥火、痰热是咯血的主要病因,应该积极采取清肺泻火、凉血止血大法治疗,同时注意肝火伤肺,采用抑肝宁络治法,总以止血为先,兼顾宁神润肺,祛瘀护膜善后。

4. 注意安抚患者,保持安静情绪,忌食辛辣燥热刺激食品,以利早日康复。

【诊疗流程】

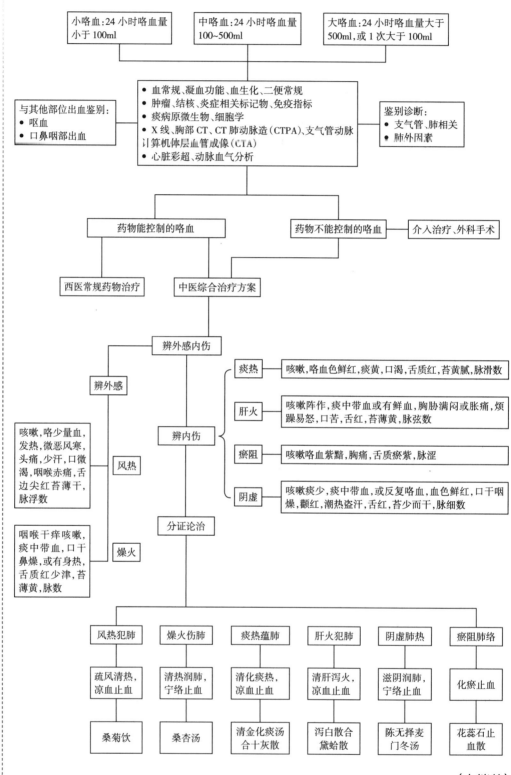

（史锁芳）

扫一扫
测一测

? 复习思考题

1. 咯血的中医辨证要点是什么?
2.《景岳全书·血证》治疗咯血的原则有哪些?
3. 简述大咯血的抢救措施。

第六章

慢性呼吸系统疾病稳定期的治疗要点

慢性呼吸系统疾病主要指反复发作的鼻、咽、喉、气管、支气管、肺等呼吸系统疾病，一般病程在2年以上。常见的慢性呼吸系统疾病包括慢性鼻炎、慢性支气管炎、支气管哮喘、慢性阻塞性肺疾病、反复呼吸道感染等。这类疾病在季节交替或寒冷的冬季容易反复发作。

中医认为慢性呼吸系统疾病稳定期的病机为本虚标实，平时以正虚为主。正虚表现为肺、脾、肾三脏的亏虚和功能失调，其中又以肺气亏虚为主，并贯穿疾病发展始终。如清代沈金鳌《杂病源流犀烛·咳嗽哮喘源流》曰："肺不伤不咳，脾不伤不久咳，肾不伤火不炽，咳不甚，其大较也。"肺主皮毛，外邪袭肺，宣降失司，肺气上逆，则发为咳喘、咳痰，迁延不愈，痰瘀稽留，则正气耗伤；"脾为生痰之源，肺为贮痰之器"，肺虚影响及脾，脾气亏虚，无力运化水湿，水聚为痰，伏藏于肺。肺脾气虚，则乏力，自汗，怕风，遇感引动易发。故根据"缓则治其本"及"不治已病治未病"的防治原则，在稳定期时当扶正固本预防复发，采用补肺、健脾、益肾等法适当内服汤药及膏方治疗，以及配合穴位贴敷、针灸治疗、耳穴治疗、药浴治疗及肺康复锻炼等外治法综合发挥积极防治作用。

慢性呼吸系统疾病稳定期治疗的根本目的在于预防急性加重，最大限度地减少发作加重次数，改善日常活动能力，防治或减缓心肺功能的继续恶化。大量研究表明中医药对慢性呼吸系统疾病稳定期的治疗有明显的效果，对于阻止病情发展和反复加重、改善和提高生活质量延长生存期方面具有积极作用，并已显示出其独特优势，如调节机体的免疫功能、调节机体内分泌状态、改善呼吸肌疲劳、改善微循环、减轻气道重构、改善机体营养状况等。

一、内治法

（一）补肺益气养阴法

适应证：肺气虚耗证。

主症：喘促短气，气怯声低，咳声低弱，自汗畏风，烦热而渴，咽喉不利，舌质淡红或有剥苔，脉软弱或细数。

代表方：生脉散合补肺汤加减。前方益气养阴，以气阴不足者为宜；后方重在补肺益肾,适用于喘咳乏力、短气不足以息等肺肾气虚之证。

常用药:党参、黄芪补益肺气;冬虫夏草补益肺肾;五味子敛肺养肺;炙甘草益气调和。加减:咳逆,咳痰稀薄者,合紫菀、款冬花、紫苏子、钟乳石等温肺止咳定喘;偏阴虚者加补肺养阴之品,如沙参、麦冬、玉竹、百合、诃子;咳痰黏稠,加川贝母、百部、桑白皮化痰肃肺;病重时常兼肾虚,喘促不已,动则尤甚,加山萸肉、胡桃肉、紫河车等补肾纳气;兼中气虚弱,肺脾同病,清气下陷,食少便溏,腹中气坠者,配合补中益气汤补脾养肺,益气升陷。

(二) 健脾益气,补土生金法

适应证:肺脾气虚证。

主症:久咳不止,气短而喘,痰多稀白,食欲不振,腹胀便溏,声低懒言,疲倦乏力,舌淡苔白,脉细弱。

代表方:六君子汤加味。

常用药:党参、白术健脾益气;山药、薏苡仁、茯苓甘淡补脾;法半夏、陈皮燥湿化痰;五味子敛肺气;甘草补气调中。

加减:表虚自汗加炙黄芪、浮小麦、大枣;怕冷、畏风、易感冒,可加桂枝、白芍、附片;痰多者加前胡、杏仁。

(三) 益肾纳气法

适应证:肾虚不纳证。

主症:喘促日久,动则喘甚,形瘦神惫,汗出肢冷,面青唇紫,舌淡苔白或黑而润滑,脉微细或沉弱。

代表方:金匮肾气丸合参蛤散加减。前方温补肾阳,用于喘息短气,形寒肢冷,跗肿;后方取人参、蛤蚧补气纳肾,用于咳喘乏力,动则为甚,吸气难降。前方偏于温阳,后方长于益气;前方用于久喘而势缓者,后方用于喘重而势急者。

常用药:附子、肉桂温阳驱寒;山萸肉、冬虫夏草、胡桃肉、紫河车等温肾纳气;配熟地黄、当归滋阴助阳。

加减:脐下筑筑跳动,气从少腹上冲胸咽,为肾失潜纳,加紫石英、磁石、沉香等镇纳之;喘剧气怯,不能活动,加人参、五味子、蛤蚧以益气纳肾。肾阴虚者,不宜辛燥,宜用七味都气丸合生脉散加减,以滋阴纳气。药用生地黄、天门冬、麦门冬、龟板胶、当归养阴;五味子、诃子敛肺纳气。

本证一般以阳气虚者为多见,若阴阳两虚者应分清主次处理。若喘息渐平,善后调理可常服紫河车、胡桃肉以补肾固本纳气。

(四) 补肺益肾法

适应证:肺肾两虚证。

主症:咳嗽痰少,或痰中带血,口燥咽干,胸闷气短,形体消瘦乏力,腰膝酸软,骨蒸潮热,颧红盗汗,舌红少苔,脉细数。

代表方:生脉地黄汤合金水六君煎加减。前方以益气养阴为主,适用于肺肾气阴两伤,后方以补肾化痰为主,适用于肾虚水泛成痰。

常用药:熟地黄、山萸肉、胡桃肉补肾纳气;人参、麦冬、五味子补益肺之气阴;茯苓、甘草益气健脾;半夏、陈皮理气化痰。

加减:肺气阴两虚为主者加黄芪、沙参、百合;肾阳虚为主者,酌加补骨脂、淫羊藿、鹿角片、制附片、肉桂;肾阴虚为主者加生地黄、冬虫夏草。另可常服紫河车粉补益肾精。

(五)膏方治疗

膏方是一种中药复方制剂,具有不同于其他中药剂型的自身特点,是以中医理论为指导,辨证论治为基础,本着"治未病"的思想,纠偏却病,治中寓补,补中寓治,补治结合。在冬令服用膏方可增强体质、激发机体免疫力、增强对疾病的抵抗力,起到扶正祛邪的作用,能减少慢性呼吸系统疾病急性发作或复发。

二、外治法

(一)穴位敷贴

中药穴位敷贴是基于"春夏养阳""既病防变"的中医理论所实施的"冬病夏治"的特殊疗法。农历三伏时,人的阳气旺盛,腠理开泄,此时中药敷贴穴位最易使药物通过皮肤渗透吸收,激发经气,调整脏腑阴阳,提高机体的免疫能力,从而达到祛散伏痰、温经通络、行气活血、止咳平喘、标本兼治目的。通过经络的疏达、调整,达到补虚泻实、促进阴阳平衡的作用,使其"阴平阳秘,精神乃治"。目前穴位敷贴多采用《张氏医通》中的"白芥子涂法"加减。"白芥子涂法"由白芥子、延胡索、细辛、甘遂、丁桂散、生姜汁组成,方中白芥子、延胡索温肺化痰、理气散结,为君药;细辛散寒祛风、温肺化饮,为臣药;甘遂泻水逐饮、消肿散结,为佐药,在祛除伏于体内发热痰饮时,既防辛温太过,又助理气化痰;丁桂散补火助阳,生姜汁温肺止咳,均为使药,促进诸药,使药至病所。全方配合,既可祛除体内阴寒之邪,又可匡扶正气,温阳利气,使经脉气血流畅。

(二)针灸疗法

针灸对于慢性呼吸系统疾病稳定期的防治主要是通过针灸特定穴位达到调节、激发各脏腑,调畅全身气机的作用,能有效改善患者的血液流变学指标,提高免疫力,稳定或改善肺功能,提高慢性呼吸系统疾病稳定期患者生存质量。

1. 肺脾亏虚证

治法:取手太阴、足阳明经穴为主。毫针刺用补法,酌用灸法,以补肺益气平喘。

处方:肺俞、中府、太渊、太白、足三里。

方义:肺俞、中府两穴为俞募穴相配;太渊为肺之原穴,补肺定喘;足三里为胃经合穴,太白为脾经原穴,两穴相配能补土生金,乃"虚则补其母"之义。脾气健,肺气足,则喘好转。

2. 肾虚证

治法:取足少阴、任脉经穴为主,毫针刺用补法,酌用灸法,以补肾纳气平喘。

处方:肾俞、太溪、肺俞、膏肓俞、膻中、关元、脾俞、中脘。

方义:太溪、肾俞补益肾气以纳气平喘;肺俞、膻中理气宽胸;脾俞、中脘健脾胃以益肾气;关元培元固本,益肾定喘;膏肓俞补一身之气。诸穴共收补肾纳气,培元固本止喘之效。

(三)点穴按摩法

主要是通过刺激穴位以达到治疗作用的。另外,点穴还有保健作用,对老年人与小儿尤为适宜。

处方:冷哮型取定喘、膈俞、孔最、足三里;热哮型取大椎、尺泽、列缺、三阴交;共取穴位肺俞、脾俞、肾俞、膻中、关元。

手法:取端坐位、俯卧位、仰卧位姿式。均用经络点穴按摩法,每穴半分钟,日1次,25次为1疗程。

(四) 穴位埋线法

是将医用羊肠线植入相应腧穴,通过羊肠线对腧穴的长期持续刺激作用,提高腧穴的兴奋性和传导性,达到良性、双向性调节的目的。其具有操作简便、创伤小、刺激强、作用持久、不良反应少等特点,其通过调理人体脏腑、阴阳达到预防和治疗疾病的目的。

处方:主穴为定喘、肺俞、大椎、风门;配穴可选心俞、膈俞、脾俞、肾俞。辨证选穴,每次2~3穴。

方法:①将医用羊肠线剪成 2~3mm 长的小段,置入经高压消毒过的 9 号注射用针头的针芯内,浸泡于 75% 乙醇中备用;②在选定的穴位常规消毒后,左手捏起穴位表皮,右手持针快速进入皮肤,循经进针到肌肉层,用 2 寸毫针插入针芯,将肠线植入穴位内,缓慢退出针头,按压针孔。

(五) 拔罐疗法

拔罐是借助热力或其他方法排除罐中空气,利用负压使其吸附于皮肤,造成瘀血的现象。这种疗法具有调整人体阴阳平衡、解除疲劳、增强体质的功能,从而达到扶正祛邪、治愈疾病的目的。

操作方法:选取双侧肺俞、肾俞、膏肓穴,取中号火罐运用闪火法迅速将火罐罩于穴位上,留罐 15 分钟。隔日 1 次,10 次为 1 个疗程。

注意事项:①体位须适当,局部皮肉如有皱纹、松弛、疤痕凹凸不平及体位移动等,火罐易脱落;②在使用多罐时,火罐排列的距离一般不宜太近,否则因皮肤被火罐牵拉会产生疼痛,同时因罐子互相排挤,也不宜拔牢;③如留罐时间过长,皮肤会起水疱,小疱无需处理,但要防止擦破引起感染;大疱可以用针刺破,流出疱内液体,涂以碘伏,覆盖消毒敷料,防止感染。

(六) 药熨疗法

药热熨法一方面通过热的刺激对局部气血产生调整,另一方面具辛香味的中药在温热环境中特别易于吸收,药物热熨于穴位上则刺激了穴位本身,激发了经气,调动了经脉的功能,使之更好地发挥行血气、营阴阳的整体作用,同时具有操作简单、方便、价格低廉、疗效显著、起效快等特点。

(七) 耳穴疗法

耳为宗脉之所聚,肾气通于耳,肾和则耳能闻五音,肾气虚则少气是以耳聋。耳与脏腑在生理病理方面息息相关,耳穴与机体的五脏六腑有内在联系,故耳穴治病具有疏通经络、调和气血的作用。运用耳穴贴压王不留行籽是通过机体的自身调节功能来治病。如取肺穴有宣肺、平喘、祛痰之功,交感穴有对抗迷走神经的作用,使支气管平滑肌舒张,抑制腺体分泌使血管收缩,黏膜肿胀消退;神门、皮质下具有镇静、解痉、消炎、止咳平喘的作用;对过敏性体质及哮喘反复发作者,采用耳穴压豆法不但能预防哮喘的发作,而且见效快,避免药物引起的副作用,且有补肾、健脾、益气的功效。

（八）中药足部熏洗

本法也称为"足浴疗法",药物通过足部皮肤、腧穴到达经络脏腑以治疗疾病,与内治法有异曲同工之妙,足部分布着许多腧穴,是三阴经的起点和三阳经的终点,阴阳交会,十二正经循环相通,中药足部熏洗时药物可通过皮肤、腧穴吸收,循经入脏腑,再通过脏腑的输布,到达病所,发挥治疗作用。因其舒适、无痛苦、疗效好,易被慢性病患者接受,可大大提高长期治疗的依从性。

（九）肺康复锻炼

拓展阅读-
保肺功

ER-6-1

肺康复锻炼包括体能锻炼和呼吸肌锻炼。体能锻炼分为上肢锻炼和下肢锻炼。上肢锻炼如气功、太极拳等,下肢锻炼可采用定量散步、踏车训练等,呼吸肌锻炼如呼吸操。肺康复锻炼有较好的康复作用,能调节机体免疫功能,提高心肺贮备能力,提高呼吸肌肌力,改善呼吸功能障碍程度,改善通气功能,并能减少上呼吸道感染次数及用药,是帮助慢性呼吸系统疾病患者提高生活质量的重要措施。

三、"治未病"在肺系疾病中的应用

"治未病"是中医学术思想的重要组成部分,始见于《素问·四气调神大论》:"是故圣人不治已病治未病,不治已乱治未乱,此之谓也。夫病已成而后药之,乱已成而后治之,譬犹渴而穿井,斗而铸锥,不亦晚乎",此句将"不治已病治未病"作为核心思想,提出了未病先防、已病防变的中医防病养生策略,随后孙思邈推演为"上工治未病,中工治欲病,下工治已病",可见中医的思想精髓是防病重于治病。

《难经·七十七难》在此基础上进一步指出"既病防变"的思想:"所谓治未病者,见肝之病,则知肝当传之与脾,故先实其脾气,无令得受肝之邪,故曰治未病焉。"后世医家不断丰富与完善,逐步形成了治未病的理论体系,其主要内容有"未病先防""已病防变""瘥后防复"。一是未病先防,防病于未然,强调摄生的重要性,预防疾病的发生;二是已病防变,指既病之后预防其进一步传变,强调早期诊断和早期治疗,及时控制疾病的发展演变;三是瘥后防复,即病情稳定后防止疾病的复发及治疗后遗症。

肺系疾病以外感为主为先,易多发、群发、传变,易由实转虚,虚实夹杂,反复发作,逐渐进展,故掌握好"治未病"的思想在肺系疾病诊治中尤显重。

（一）未病先防

未病先防是指防病于未然,强调平素养生的重要性,主要就是教育患者形成良好的生活饮食起居习惯,即"饮食有节,起居有常,不妄作劳",从而预防疾病的发生;"精神内守,病安从来"（《素问·上古天真论》）。而《丹溪心法·不治已病治未病》指出:"与其救疗于有疾之后,不若摄养于无疾之先。"强调在疾病未发之前,通过增强体质,提高抵抗力,从而实现"正气存内,邪不可干"（《素问·刺法论》）。肺系疾病如各种感冒、咳嗽、哮喘等其发病与季节有一定关系,不同的季节有不同的邪气主令,易侵犯不同体质的人引起病变,如春季多风、气温转暖,多发风病、热病;秋季多燥、气温转凉,多发燥病、咳喘。故在未病之时应对易感人群做好预防工作,并补其不足,扶正御邪。肺为清虚之脏,喜润恶燥,在四时与秋相应,故在养生中,应注意饮食清淡,忌辛辣油腻煎炸之物耗损肺阴,首先就是要劝诫患者尽早戒烟,因香烟为辛温燥热之品,最易灼伤肺络,耗伤肺阴,同时应建议患者早睡早起,收敛神气,保持神志安宁。

(二)已病防变

已病防变是指既病之后防其传变,《医学源流论》提出:"病之始生浅,则易治;久而深入,则难治"及"善医者,知病势之盛而必传也,预为之防,无使结聚,无使泛滥,无使并合,此上工治未病之说也"。在疾病的防治中,只有掌握疾病发生发展规律及其传变途径,如外感病的六经传变、卫气营血传变、三焦传变、内伤杂病的五行生克制化规律传变,以及表里传变、经络传变等,依据对疾病的预见性,及时控制疾病的发展演变,通过采取积极有效的措施防止疾病向其他脏腑传变,防止疾病出现由浅入深的发展趋势,做到早期诊断,早期治疗,才能控制疾病的传变。既病防变不仅要截断病邪的传变途径,而且还要先安未受邪之地。正如《金匮要略·脏腑经络先后病脉证》中所说:"夫治未病者,见肝之病,知肝传脾,当先实脾"即体现了既病防变。中医理论认为,肺为气之主,肾为气之根,脾为生痰之源。咳、痰、喘的发生与肺、脾、肾三脏关系至为密切。肺病早期一般表现为外邪侵袭,日久累及脾、肾,并多与痰浊、血瘀、水饮夹杂,每因复感外邪诱使病情反复发作,缠绵难愈。故治疗上应注意扶助脾土,调理脾胃,既益气健脾又充养肺气,达到土旺金生;同时肺为气之主,肾为气之根,肺肾之间为"金水相生"的关系,肺病日久必然肾失摄纳,出现动则气急,呼多吸少等证,此时宜多用固肾纳气之品。久病入络,多见虚实夹杂,痰瘀阻络,在补泻之余可加用活血化瘀通络,祛湿利痰之品。

(三)瘥后防复

瘥后防复是指防止疾病的复发及治疗后遗症。肺系疾病中有些是难以治愈的,只能临床缓解症状,如支气管哮喘、慢性阻塞性肺疾病、支气管扩张,病情多是反复发作,渐进发展,故每一次急性发作过后须主动调理以促进正气康复,顺应四时以外避邪气,心情恬恢以调畅情志,食饮有节以谨和五味,通便排浊以通腑护肺,避免病邪再次乘虚而入。以达到减少急性发作次数,延长缓解间歇,进而保护肺脏功能,延长患者生存期。如哮喘有宿根,此宿根是脾肾亏虚,气化失常产生的痰,发作时痰阻气闭才产生喘。《景岳全书》云:"五脏之病虽俱能生痰,然无不由脾肾。"明代医家王节斋云:"痰之本,水也,原动于肾;痰之动,湿也,主于脾。"即指出脾肾两脏在痰生成方面的作用。故缓解期必须补益脾肾,祛除宿痰才能防止复发。孙思邈在《备急千金要方·论治病略例》中说:"凡病服利汤得差者,此后慎不中服补汤也。若得补汤,病势还复成也……故曰:实则泻之,虚则补之"。孙思邈认为愈后防复要辨清病症的寒热虚实,辨证施治,调理脾胃治肺病的根本,脾胃为后天之本,他认为"夫为医者,当须先晓病源,知其所犯,以食治之,食疗不愈,然后用药"。他指出:"食能排邪而安脏腑,悦神爽志以滋气血"。故孙思邈认为:"治未病"应根据不同季节,在四季因人、因体质分别服小续命汤、肾沥汤、黄芪丸及某些药酒,能有利于却病强身。

中医治未病理论在慢性肺系疾病的防治中有着很显著的优势作用。故因在疾病未发之前力求做到未病先防,欲病后防止其传变至他脏,先安未受邪之地及阻截于未传之时,疾病有所好转后防止其复发。注意保暖,预防呼吸道感染;戒烟限酒;饮食宜清淡,营养均衡,忌肥甘油腻、辛辣甘甜,防止生火伤阴;避免海鲜发物、烟尘异味;保持心情舒畅,劳逸结合,防止过度疲劳等都属于治未病范畴。

(杨广源)

复习思考题

1. 简述慢性呼吸系统疾病稳定期治疗目的及中医治疗优势。
2. 中医外治法在慢性呼吸系统疾病稳定期的应用有哪些?

第七章

中医药在肺系疾病治疗中的优势

根植于中国传统文化的中医药学,在长期的医疗实践中积累了大量丰富的经验,产生了先进的文化理念,形成了独特的肺系理论,在肺系疾病的防治方面具有多方面的优势。

一、中医在文化理念上的先进性

中医的医学理念有别于西医学理念,有些方面先进于西医学理念,在临床应用中有许多优势,拥有一些西医学尚未认识的理论。其中"天人合一",阴阳对立动态平衡,五行相生、相互制衡等中医理念,符合临床规律,长久以来一直指导着中医的对疾病的诊治。

(一) 天人合一的整体理念

在中国传统哲学思想影响下,中医学形成了"天人合一"的整体医学模式。"天人合一"是指天、地、人同源于一气。正如《素问·宝命全形论》所言"天地合气,命之曰人""人以天地之气生,四时之法成"。人类生活在自然界中,与自然密切相联、和谐统一,构成一个有机整体。自然环境的各种变化可直接或间接地影响人体的生命活动,如季节气候、昼夜时辰、地域环境影响着人体生理、疾病以及人类对疾病的防治方法。人体本身也是一个有机联系的整体,中医学认为人以五脏为中心,通过经络系统把六腑、官窍、四肢百骸等组成一个有机的整体,共同维持正常的生命活动,生理上协调统一,病机上相互影响。

(二) 阴阳对立、动态平衡的理念

"阴阳"是世界万物相互关联的事物或现象对立双方属性的概括,如运动、外向、上升、温热、无形、兴奋等属性都属于阳,静止、内守、下降、寒冷、有形、抑制等属性属于阴。阴阳学说认为:阴阳两方面的对立,通过相互制约、相互消长,维持动态的协调平衡。属性相反的阴阳在一个统一体中相互斗争、相互对立,又相互制约,维持着动态平衡,促进了事物的发生、发展、变化。

中医学以阴阳学说的理念作为指导,应用于人的生理、病机、辨证、养生和防治等方面。如人体能够进行正常的生命活动,就是人体的阴阳之气相互制约、相互消长取得动态平衡的结果。《素问·生气通天论》说的"阴平阳秘,精神乃治",就是人体阴阳平衡的最佳健康状态。一旦机体阴阳的对立制约失调,平衡遭到破坏,就会产生疾病,即《素问·阴阳应象大论》所言:"阴胜则阳病,阳胜则阴病"。所以治疗疾病的主要原则如《素问·至真要大论》所载:"谨察阴阳所在而调之,以平为期",即根据阴阳的偏胜偏衰进行治疗,恢复阴阳的动态平衡,达到治愈疾病的目标。

（三）五行互生,相互制衡的理念

五行学说是运用五行概念、特性、生克制化规律来阐释宇宙万物发生、发展、变化和相互联系的中国传统的哲学思想。中医学应用五行学说,构建了天人一体的五脏系统,阐释五脏系统之间的生理病机联系、疾病的传变、指导疾病诊断和防治以及养生康复。

五行的生克制化维持整个系统的平衡与稳定,促进事物的生生不息。五行相生即木生火,火生土,土生金,金生水,水生木。五行存在着有序的递相资生、助长的关系。五行相克即木克土,土克水,水克火,火克金,金克木。五行存在着有序的递相克制、制约的关系。五行学说可以阐释五脏生理上相互联系,病理情况下相互影响。如在生理上,脾生肺即土生金,脾属土,可以运化水谷,输送精微,营养肺脏。在病理上,若肺气虚日久出现脾气虚损的症状,此即子盗母气。五行学说可以指导临床治疗,如见到咳嗽日久,痰多清稀,兼见食欲减退、大便溏、四肢无力,舌淡脉弱的肺虚脾弱证时,可用补脾益气的方药补益肺气,此即"培土生金法"。根据五行生克的原理,金本克木,即肺属金,肝属木,在生理情况下,肺金肃降可以制约肝气,肝火上升。如出现肺气虚,或肝的气火上逆时,即可出现肝气、肝火犯肺的反克,临床上可见急躁易怒,面红目赤,甚则咳逆上气,咯血等肝木反侮肺金的症状,称为"木火刑金"。

二、中医肺系理论认识的独特性

在肺系理论认识方面,中医认为肺不仅仅是呼吸的器官,还有调节气、血、津液代谢等西医学尚未认识的功能。

（一）宣发肃降

肺的宣发与肃降是肺气机升降出入运动的具体表现形式。肺主宣发是指肺气有向上升宣和向外布散的功能。其生理作用是通过气化,排出体内浊气;将脾转输的津液和水谷精微,布散到全身,外达皮毛;宣发卫气,调节腠理开合,排汗,敷布清阳。肺主肃降是指肺气能向下通降,保持气道洁净的功能。其生理作用是吸入自然界的清气,并将其和脾转输来的津液和水谷精微向下布散;肃清气道和肺脏的异物,保持气道通畅洁净。肺失宣发,则出现胸闷、咳喘以及鼻塞、喷嚏、无汗等症状;肺失肃降,则会出现喘促、咳嗽、咳痰等症状。肺的宣发肃降相互为用,相互制约,宣、肃正常则呼吸调畅,水液正常输布。一旦肺宣肃失调,则呼吸失常,水液代谢障碍。

（二）肺主呼气,肾主纳气

肺司呼吸,肺通过宣发肃降而吸清呼浊。吸气若要维持一定的深度,不仅需要肺的肃降作用,还有赖于肾气的摄纳潜藏。故《类证治裁·喘证》中说"肺为气之主,肾为气之根"。肾气充盛,摄纳有权,则呼吸均匀,气息深长。若肾气衰弱,摄纳无力,肺吸入之清气不能下纳于肾,则会出现呼吸表浅,或呼多吸少,动则气喘;若肺病气虚,日久及肾,导致肾不纳气,也可出现喘息气短等症状。

（三）肺朝百脉，肺主治节

"肺朝百脉"即全身的血液通过经脉汇聚于肺，通过肺的呼吸，进行内外清浊之气的交换，通过肺气宣降，输布全身。气为血之帅，血的运行，依赖于气的推动，随着气的升降而运行到全身。肺主一身之气，贯通百脉，调节全身的气机，故能助心行血。若肺气虚，不能助心行血，就会导致血行瘀滞，如出现心悸、气短、唇甲发绀等症状。

《素问·灵兰秘典论》说："肺者，相傅之官，治节出焉"。肺主治节，是对肺生理功能的概括，即肺有调节呼吸和全身气、血、津液的作用，具体表现在四个方面：一是调节呼吸运动，保持呼吸节奏平稳，吸清呼浊；二是治理调节全身气机，使气的升降出入协调有序；三是调节血液运行，朝百脉，助心行血；四是通过肺的宣发、肃降，调节津液的输布、运行和排泄。

（四）通调水道，下输膀胱

肺通调水道的机制，就是通过肺气的宣发和肃降对体内水液的输布、运行和排泄进行疏通和调节。正如《素问·经脉别论》所说："饮入于胃，游溢精气，上输于脾，脾气散精，上归于肺，通调水道，下输膀胱。水精四布，五经并行"。肺气宣发，使水液布散到周身，特别是到皮毛，由汗孔排泄。肺气肃降，使水液下归于肾而输于膀胱，排出体外。如果肺在水液调节方面失于宣散，就会出现腠理闭塞而皮肤水肿、无汗等症状；失于肃降，水液不得下输膀胱，就会出现水肿、小便不利等症状。

（五）外合皮毛

皮毛，包括皮毛、汗腺、毫毛等组织，是一身之表。依赖于卫气的温养和津液的润泽，是抵御外邪侵袭的屏障，可以调节津液代谢，调节体温，辅助呼吸。肺对皮毛的作用有：一是肺气宣发，宣散卫气于皮毛，发挥温分肉、肥腠理、司开阖、御外邪的作用；二是肺气宣发，输精于皮毛，使全身皮毛肌腠得以滋养，故《素问·五脏生成》云："肺之合皮也，其荣毛也"。若肺气虚，卫表不固可见自汗和易感冒。若肺精亏虚，可见皮毛失濡，枯槁不泽。皮毛对肺的作用有：一是皮毛能宣散肺气，调节呼吸。《黄帝内经》把汗孔称作"玄府"，又叫"汗门"，汗孔不仅是排泄汗液之门户，而且是随着肺气宣发肃降进行体内外气体交换的的场所。二是皮毛受邪，可内舍于肺。如寒邪袭表，卫阳被遏，可见恶寒发热、头身疼痛、无汗、脉紧等症；若伴有咳嗽、喘息等症，则表示病邪已入里客肺。故治疗应宣肺散寒解表。

（六）肺与大肠相表里

《灵枢·本输》记载："肺合大肠，大肠者，传道之府"，《灵枢·经脉》记载："肺手太阴之脉，起于中焦，下络大肠"。肺与大肠经络相连，生理功能上相互为用。肺气宣降正常有助于大肠传导，而大肠的通畅有利于肺气宣降。病理上，若外邪袭表，上窍闭塞，汗不得出，肺热不宣，下移大肠，大肠传导失司，腑气不通引起大便秘结；而大肠热结，上熏肺金，肺气不利，可以出现咳喘症状。所以临床常用通里攻下和开宣肺气法治疗肺肠同病。

（七）痰瘀同源互生

痰是机体水液代谢障碍，停聚而成的病理产物。瘀血是指因血行不畅，停聚于经脉或脏腑组织而形成的一种病理产物。痰源于津，瘀源于血。津与血异名而同类，均由自水谷精微所化，具有滋润濡养的作用。津液进入脉中与营气相合化生成血，是血的组成部分,血中津液与营气分离渗出脉外便成津液。所以津血同源互生。痰浊、瘀血产生后阻滞气机,影响血的正常运行,阻碍津液的正常输布、排泄。所以痰可生瘀,瘀可生痰,两者互为因果。故称痰瘀同源互生。

生理状态下,肺主治节,可以调节津血的正常运行。病理状态下,若肺气失宣,或肃降失调,水道不利,治节无权,气血津液运行失常,津聚成痰,血滞为瘀。故喘咳日久,反复发作,迁延不愈者,会出现咳嗽、喘息、痰多、心悸、水肿、唇甲发绀等症。

三、中医在肺系疾病治则治法中的优势

(一) 治则优势

中医肺系疾病的治则是在整体观念和辨证论治的指导下制订的治病准绳,其优势主要体现在以下几个方面:

1. 个体化治疗 辨证论治是中医学认识疾病和治疗疾病的基本原则,贯穿于医疗实践的全过程。证是对机体在疾病发展过程中某一阶段的病因、病位、病性、病势等病机本质的概括。病机是证的内在本质,证反映的是疾病的本质。证具有个体差异性、时相性、空间性和动态性等特征。辨证是以中医学理论对四诊所获得的资料进行综合分析,明确病变为何种证的思维和实践过程。论治又称施治,是根据辨证的结果确立的相应治则治法和方药。在辨证论治的过程中,因为个体体质差异,感受同一病邪,可能表现为不同的证。如同样是感受风寒之邪,阳盛之人可以表现为风寒化热证,治以辛凉解表之剂。痰湿之体,表现为风寒夹湿证,治以祛风散寒除湿。即使同一病证,因个体反应性差异,也可以表现不同的症状。如同样是风热感冒,临床症状若以鼻塞流黄浊涕为主,治以疏风解表通窍;若以咽痛为主,治以辛凉解表利咽止痛;若以发热重、恶寒轻为主,治以疏散风热。因为证的特异性,辨证论治过程充分体现了中医个体化的治疗特点。

2. 标本兼治 中医学治则中有治标、治本之分,其中"标本"是相对的概念,一般而言,正气为本,致病邪气为标;旧病、原发病为本,新病、继发病为标;病在内为本,病在外为标。掌握了疾病的标本关系,就能准确分清病证的主次先后与轻重缓急。标本兼治,是指标病与本病并重,或标病与本病俱急或俱缓,单纯治标或治本均不能适应病证治疗需求时,采取的标本同治的治则。这种治则在肺系疾病的治疗中经常采用,如肺胀患者急性发病时,喘咳痰黄是邪气盛(标),动则喘甚,呼吸浅促是正气虚(本)。此时需标本兼治,补气药与清热化痰药同用,方能使病情迅速缓解。

3. 扶正祛邪 正邪相争,双方力量的盛衰消长决定疾病进退。扶助正气,祛除邪气,使疾病向好转、痊愈的方向转化,是指导临床治疗肺系疾病的重要法则。扶正利于机体抵御、祛除邪气;祛邪可以消除病邪对机体的侵害,从而保护正气,恢复健康。一般情况下,扶正用于虚证,祛邪用于实证,若虚实错杂,则扶正祛邪并用。总之,运用扶正祛邪法则,应辨清先后、主次,以"扶正不留邪,祛邪不伤正"为原则。

4. 冬病夏治 "冬病夏治"是根据《素问·四气调神大论》中"春夏养阳"的理论,利用夏季自然界阳气最旺盛、人体阳气最充沛的时期,采用中药、针灸、穴位贴敷等治疗手段,温养阳气,祛除体内沉积的寒气的治疗法则。对某些属于虚性、寒性的疾病,可以最大限度地以阳克寒,达到标本兼治、调整阴阳平衡的作用。"冬病夏治"法则适

用于阳气虚、寒邪盛为主的肺系疾病,如反复感冒、慢性咳嗽、喘证、哮病、肺痿、肺胀以及鼻鼽等。冬病夏治体现了中医"天人合一"整体观的治疗优势。

（二）治法优势

1. 补气活血　气血同源于肾中精气和脾胃化生的水谷之气。血载气,气行血。若气虚不能推动血液正常运行,血滞为瘀,而成气虚血瘀证,需要补气活血,恢复气血的正常运行。多种慢性肺系疾病如咳嗽、喘证、哮病、肺痈、肺痿、肺胀、肺痨等反复发作,迁延不愈,使肺、脾、肾三脏虚损,先后天之气耗伤,气虚运血无力,血行迟滞而成血瘀证。证见声低气怯、少气懒言、神疲乏力、喘咳气短、心悸胸痛、唇甲发绀。培补肺、脾、肾三脏之气,行经络之血,可使气旺血行,脉络畅通,恢复肺主气、司宣降、主治节、助心行血等功能。

2. 纳肾平喘　肾藏精,为脏腑之本,主纳气。肾具有摄纳肺吸入的自然界清气而调节呼吸的作用,如《类证治裁》所说:"肺为气之主,肾为气之根,肺主出气,肾主纳气,阴阳相交,呼吸乃和。若出纳升降失常,斯喘作焉"。慢性肺病如喘证、哮病、肺痿、肺胀等病情加重累及肾脏,证见呼吸浅促难续,呼多吸少,动则喘甚,或喉中哮鸣,声低气怯,甚则持续喘哮,唇甲发绀,需补肾纳气或镇纳肾气以平喘,使肺气下纳于肾,恢复肺主气,肾纳气的功能和呼吸的通畅、匀调。

3. 肺脾同治　肺主气,脾主运化,两者同属太阴,同气相求,共司后天之气生成、输布。慢性咳嗽、哮病、喘证、肺痿、肺胀、鼻鼽等久治不愈,出现咳嗽,喘促气短,或喉中轻度哮鸣,声低,鼻塞流涕,自汗,恶风,倦怠乏力,食少便溏的肺脾气虚证,常肺脾同治,健脾益气,培土生金,助肺宣肃,固表御邪。肺调水道,脾化水湿,共同调节津液代谢。若肺病及脾,脾病及肺,肺脾同病,则会影响津液正常输布、运化,酿生痰浊,如《证治汇补·痰证》所言"脾为生痰之源,肺为贮痰之器"。此时肺脾同治,运脾化湿,助肺行津,使津液归于正化,以减少痰浊水饮的产生。

4. 肺肾同治　肺与肾经脉联通,如《灵枢·经脉》所说"肾足少阴之脉……其直者,从肾上贯肝膈,入肺中,循喉咙,挟舌本",同时肺肾两脏共主呼吸运动、津液代谢且阴阳互资。若喘证、哮病、肺胀、肺痿等出现喘促气短,呼多吸少,动则喘甚等症时,肺肾同治,补肺益肾,纳气平喘,恢复肺肾宣肃、摄纳之权,使呼吸趋于均匀和调。肺为水之上源,肾主水,肺气宣发津液外出腠理为汗,肃降水液下行至肾,肾升清降浊,清者上达于肺,浊者下输膀胱。肺肾两脏共同完成津液的输布与排泄,故《素问·水热穴论》说:"其本在肾,其末在肺,皆积水也"。肺宣降失职或肾的气化失常,可致津液代谢障碍,聚水而成痰饮,或发为水肿,上逆犯肺则喘咳不能平卧。此时肺肾同治,化饮利水,通水道,降气平喘,止咳逆。肺属金,肾属水,两脏属母子关系,阴液互资,称为"金水相生"。肺阴充足,下输于肾,充盈肾阴;肾藏精,肾阴为一身阴液之本,可滋养肺阴。慢性咳嗽、哮病、喘证、肺痈、肺胀、肺痿、肺痨、肺癌等肺病若出现干咳少痰、声音嘶哑、息短气促、动则为甚、脑转耳鸣、五心烦热、颧红盗汗、腰膝酸软等肺肾阴虚之证,当滋补肺肾,培元固本,恢复阴阳之平衡。

5. 调肝理肺　肝肺经络相关,如《灵枢·营气》所云:"谷入于胃……上行至肝,从肝上注肺"。肝调气,肺主气,两者共司人体气机升降。肝主疏泄,肺主治节,共主气血调畅。肺属金,肝属木,两脏相克,乘侮互制。如肝郁化火,木火刑金,上逆侮肺,气逆阵咳,口苦咽干,痰滞咽喉,咳引胸痛,甚则咯血等肝火犯肺之证。治宜清肝泻肺。若见喘咳气急,胸闷,气短,遇刺激气味则喘咳加重,鼻痒,喷嚏,流涕,咽干咽痒,咳痰不爽的风痰阻肺证,治宜疏风解痉,宣肺化痰。所以在咳嗽、哮病、喘证、肺胀、咳血、肺癌等肺病出现肝火犯肺、风痰阻肺等证,应分别以清肝泻火,疏风柔肝、宣肺化痰等调理肝肺之法调治。

6. 证分寒热　寒证和热证是机体阴阳偏盛偏衰的反映,是疾病性质的体现,如《素问·阴阳应象大论》所言"阳盛则热,阴盛则寒"。寒热证候是肺系疾病辨证的重要组成部分,其治疗遵循《素问·至真要大论》"寒者热之,热者寒之"的原则。如感冒证分风寒、风热,分别治以辛温解表和辛凉解表。而外感咳嗽分为风寒袭肺证和风热犯肺证,分别以疏风散寒和疏风清热之法宣肺止咳。哮病发作分寒哮、热哮,分别治以宣肺散寒、化痰平喘和清热宣肺、化痰定喘。寒证和热证是机体截然不同的功能状态,但在患者身上可以同时出现,表现为寒热错杂的证候,如肺系疾病常见的表寒里热证就是寒热错杂证的典型表现,即素有内热,外感风寒,或外邪传里化热而表寒未解的病证。在一定条件下寒证、热证又可以互相转化,出现寒证化热,热证转寒。如风寒表证,延治、失治,出现里热证,就是风寒入里转化为热证。如高热,大汗淋漓,阳随汗泄,出现体温降低,四肢厥冷的虚寒证,就是热证转化为寒证。

（三）肺系疾病治疗中的适宜技术

中医适宜技术又称中医传统特色疗法,在疾病的预防治疗、养生保健等方面发挥重要的作用,具有"安全、有效、方便、价廉"的优势,已经在全世界范围内推广使用。常用适宜技术有传统的针灸、贴敷和气功。

1. 针灸　针灸是通过刺激腧穴或特定部位激发机体经络、脏腑的功能,起到疏通经络、调和气血、扶正祛邪、调和阴阳的作用,从而达到防病治病的目的。在肺系疾病的治疗方面,针灸可以有效缓解感冒症状,减少支气管哮喘、慢性阻塞性肺疾病等疾病的发作次数,减轻急性发作时的症状。

2. 贴敷　贴敷是中医传统外治法之一,是将中药贴敷于腧穴处,经皮渗透,通过经络调节脏腑功能,恢复阴阳平衡,起到防病治病的作用。最具代表性的是根据"冬病夏治""天人相应"的理念,在夏日三伏天自然界阳气最旺和人体阳气最充沛的时候予穴位贴敷,达到扶正祛邪的效果,对感冒、咳嗽、哮病、喘证、肺胀、肺痿、鼻衄等冬季易发的肺系疾病有良好的防治效果,起到"治未病"的作用。

3. 气功　气功是中国传统文化精华之一,是中医学的重要组成部分,是集调身、调息、调心三调合一的心身锻炼技能。气功的目的是健身祛病,发挥练习者自身主观能动性,通过自我锻炼而恢复健康。中医气功常见的功法有五禽戏、八段锦、易筋经等。气功对肺系疾病的治疗和康复有着明显优势。其中八段锦可以改善机体整体的健康状态,有效缓解慢性阻塞性肺疾病稳定期患者的咳嗽、咳痰、呼吸困难等症状,改善肺功能,提高生活质量。

四、中医药在肺系疾病治疗中的现代药理作用

（一）抗病毒

呼吸道是病毒感染的常见部位,各种病毒包括鼻病毒、腺病毒、呼吸道合胞病毒、

流感病毒、冠状病毒等通过口鼻侵入呼吸道,引起上呼吸道感染、气管炎、病毒性肺炎或诱发支气管哮喘、慢性阻塞性肺疾病等疾病。病毒感染为中医六淫外感或疫毒感染范畴,可根据外感证候、体质和宿疾进行辨证施治,以扶正祛邪为治则。中药的单体、单味中药和复方制剂均有抗病毒作用,可以直接杀灭病毒、抑制病毒繁殖,阻止病毒扩散。如清热解毒药板蓝根、金银花、连翘、黄芩等和解表药麻黄、桂枝、紫苏叶、防风、香薷、薄荷、柴胡、升麻等均有直接的抗病毒作用。中药如玉屏风散等也可以通过诱生干扰素,调节机体免疫功能,加强自身抗病毒能力,减轻病毒对机体的损伤,抑制病毒复制,改善临床症状。

（二）免疫调节和免疫增强

在治疗感染性疾病的过程中,中医药不仅杀菌、抗病毒直接对抗致病因子,还可以针对免疫功能紊乱和免疫功能减弱等状况进行辨证论治,通过扶正祛邪,起到调节、增强并恢复机体免疫功能的作用,使免疫细胞比例恢复平衡,维持内环境的稳定,达到"阴平阳秘"的效果。在进行免疫调节和增强的过程中,中医药通过免疫器官、免疫细胞和免疫分子,多层次、多靶点、多途径作用于机体,调节免疫功能,增强机体对呼吸道感染的抵抗力,减轻症状,减少发病率,缩短病程,降低复发危险,显示了中医药治疗肺系疾病的优势。

（三）抑制气道重塑、改善肺功能、改善微循环

气道重塑是各种致病因素引起气道慢性炎症,结构细胞损伤,气道异常修复,管壁增厚,管腔狭窄的气道结构性病理变化。气道重塑可导致气流阻塞,肺通气功能障碍,是哮喘和慢性阻塞性肺疾病迁延难愈的关键病理环节。气道重塑的形成阻碍了肺气的升降出入,使肺津失布和气血运行失畅,痰瘀内生,稽伏肺络,日久聚痰成癥,痹阻肺络。从虚、痰、瘀、癥瘕论治,补虚、化痰、祛瘀、消癥通络,使肺气充盈,络脉通畅,恢复肺气的升降出入,抑制了气道重塑,改善肺功能和微循环。

（四）气道黏膜的保护和修复

气道上皮是气道黏膜表面的天然屏障,在结构完整时,维持气道微环境的稳定并抵御外界环境有害刺激,对气道有重要的保护作用。气道上皮细胞在病毒、细菌等致病因子侵害作用下损伤脱落,产生多种细胞因子,并趋化各种炎性细胞进入气道,形成炎症,同时过多分泌的黏液,容易阻塞气道,导致气道内感染的发生,诱发和加重慢性支气管炎、哮喘和慢性阻塞性肺疾病等呼吸系统疾病。中医药可以通过解表、清热、化痰、祛瘀、通络等治法祛除邪气,减少病邪对气道黏膜的损伤,同时通过益气、养阴、助阳等扶正之法,增强机体免疫力,对气道黏膜进行保护和修复。

（五）抗纤维化

间质性肺疾病的发病过程中,气道、血管、肺泡在炎性免疫反应的作用下,出现炎症和异常的修复,导致肺间质细胞增殖,产生大量的胶原和细胞外基质,形成肺纤维化。主要临床表现为进行性的呼吸困难。中医对此类疾病的治疗遵循辨证施治的原则,根据肺虚津气失于濡养的病机,分别予以滋阴清热,润肺生津和温肺益气治疗,可以减轻肺纤维化;根据正虚邪实之证候,分别补益脾肾,同时运用清热、理气、化痰、祛瘀、通络等治法,可以调节机体免疫功能,减轻炎性细胞渗出,减少胶原的过度产生,细胞外基质的异常沉积,抑制成纤维细胞的增殖,最终抑制肺纤维化。

（六）改善全身状况

中医的整体观认为人是以五脏系统为中心的有机统一整体,生理上相互联系,病理上相互影响。肺系多种疾病迁延不愈,波及他脏,或因他脏病变而受到累及,出现全身病变,经过辨证施治,可以减轻疾病,改善全身状况。如慢性阻塞性肺疾病合并症有心血管疾病、骨骼肌功能障碍、骨质疏松症、焦虑和抑郁、胃食管反流、睡眠呼吸暂停综合征等。经过中医肺心同治、肺脾同治、肺肾同治、调肝理肺、肺胃同治等治疗,可以减轻临床症状,改善全身状况,提高生活质量。

五、中医药治疗肺系疾病的优势病种

（一）病毒感染性疾病

病毒感染性疾病是临床的常见病。由于病毒变异性强,感染后发病机制复杂,备受医学界重视。中医在与病毒感染性疾病斗争的历史进程中,积累了丰富的实践经验,体现了明显的治疗特色和优势。2009 年国内的一篇临床报道证明了古方麻杏石甘汤合银翘散治疗甲型 H1N1 流感病毒感染时,退热效果与西药奥司他韦基本相同。

中医认为病毒感染就是感受六淫之邪或疫疠之邪,治疗过程就是祛邪扶正的过程,一方面抗病毒,另一方面提高机体对抗疾病的能力。因病邪性质各异,致病特点不同,侵袭人体后会表现出不同的证候。即使感受同一病邪,患病个体的体质不同,宿疾不同,临床表现各异。辨证施治具有个体化的特点。

中医在治疗不同的呼吸道病毒感染时,体现出了许多优势:①直接抑杀病毒;②调节机体免疫功能或增强机体免疫力,稳定机体内环境,保护脏器;③缓解或消除发热、疼痛等全身不适状况,缩短病程;④减轻抗病毒、激素类西药的毒副作用;⑤不易产生耐药;⑥感染后期,扶正祛邪,促进体内毒素的清除和受损组织的的修复。

（二）慢性阻塞性肺疾病

慢性阻塞性肺疾病是以持续的呼吸道症状和气流受限为特征的常见病,属中医"咳嗽""喘证""肺胀"等范畴。中医在慢性阻塞性肺疾病治疗过程的不同阶段有着显著的优势和特色。

1. 急性期　治疗以祛邪治标为主,采取祛邪宣肺(辛温、辛凉)、降气化痰(温化、清化)、温阳利水(通阳、淡渗)、活血祛瘀,兼顾补益肺脾肾等治法。临床上中西药同用,提高综合疗效,缩短病程,减少并发症,改善肺功能,降低致残率。

2. 缓解期　治疗以扶正固本为主,采取补益肺脾肾,兼用化痰祛瘀等治法。临床上采用中药、针灸、穴位贴敷、气功等中医综合治疗方法,减轻症状、延缓疾病发作,减少发病次数,改善运动能力和生活质量,促进肺康复。国内的多中心、随机、双盲、平行、安慰剂对照的临床试验证实了中药玉屏风颗粒可以防止慢性阻塞性肺病急性加重,提高生活质量,并且具有良好的安全性。

3. 肺性脑病　治疗主要以醒神开窍为主,同时涤痰、息风、止血。中西药同用,提高抢救成功率。

（三）慢性咳嗽

慢性咳嗽的特征是以咳嗽为主要或唯一症状,病程超过 8 周,胸部影像学检查无明显异常。慢性咳嗽属中医"久咳"范畴。中医认为咳嗽病位不仅在肺,还涉及其他脏腑,如《素问·咳论》所言:"五脏六腑皆令人咳,非独肺也"。中医将咳嗽分为外感、内伤两类。强调了外邪犯肺或肺脏腑功能失调,病及于肺,导致肺失宣降,肺气上逆而作咳。临床上根据六淫"风、寒、暑、湿、燥、火"的致病特点和侵袭肺系(肺、气道、咽喉、鼻)的症状,或根据肺脏自病和他脏功能失调,病及于肺的症状,进行辨证论治。如以疏风宣肺,解痉止咳法治疗"风咳"。总之,中医全面的辨证和灵活的施治,体现了整体辨证论治的优势,是中医临床取得疗效的保证。

(四) 难治性哮喘

激素依赖性哮喘属于难治性哮喘,这类患者对激素治疗反应差,表现出不同程度的激素抵抗,需要长期依赖大剂量吸入激素,甚至是口服激素。在哮喘治疗的过程中大量使用激素,临床上可出现向心性肥胖、多毛、浮肿、高血压、糖尿病、骨质疏松和肌萎缩等副反应,中药可以减少激素依赖和副作用。根据在激素使用过程中和撤减过程中出现的证候变化,辨证施治。激素撤减前多表现为阴虚火旺、痰热内蕴、升降失司,治宜滋阴降火,清热化痰,降逆平喘;激素撤减过程中表现为阴阳两虚、寒热错杂、痰瘀互结,宜滋阴养血息风,益气温阳活血,化痰降逆平喘;激素撤减后多表现为肾阳亏虚、气血失和、气机不畅,治温补肾阳,调和气血,调畅气机。

(王　琦)

 复习思考题

1. 中医药在肺系疾病治疗中的现代药理作用体现在哪些方面?
2. 冬病夏治在肺部疾病治疗的优势是什么?

第八章

呼吸内科临床诊疗技术

第一节 实验室检查

常用实验室检查包括血常规、C 反应蛋白（CRP）、红细胞沉降率（ESR）、痰液检测、肺相关肿瘤标记物等。

一、血常规

白细胞（WBC）正常参考值:4~10×10⁹/L,主要是反映感染性疾病的指标,其变化主要受中性粒细胞的影响。

血常规常用指标参考值及临床意义见表 8-1。

表 8-1　血常规常用指标参考值及临床意义

	正常参考值	增多	减少
中性粒细胞（N）	百分数 50%~75% 绝对值(2.04~7.5)×10⁹/L	生理性:多见于新生儿、妊娠末期、分娩时、剧烈运动或者洗澡后及寒冷情况等 病理性:多见于急性感染、严重的组织损伤、急性大出血、急性中毒、白血病及恶性实体瘤等	常见于病毒感染、革兰氏阴性杆菌感染、血液病、理化损伤、自身免疫性疾病及恶性肿瘤等
淋巴细胞（L）	百分数 20%~40% 绝对值(0.8~4)×10⁹/L	多见于病毒感染、某些血液病（如急性和慢性淋巴细胞白血病、淋巴瘤）和急性传染病的恢复期	主要见于应用肾上腺皮质激素、烷化剂、免疫缺陷疾病等
血小板（PLT）	(100~300)×10⁹/L	(>400×10⁹/L) 原发增多见于骨髓增生性疾病,反应性增多见于急性感染、急性溶血、某些癌症患者	(<100×10⁹/L) 生成障碍(如再生障碍性贫血)、破坏或消耗过多(如原发性血小板减少性紫癜)、分布异常(如脾肿大)

二、血清学

CRP、ESR 参考值及临床意义见表 8-2、表 8-3。

表 8-2　CRP 参考值及临床意义

	正常参考值	增多
C 反应蛋白(CRP)	<2.87mg/L	常见于化脓性炎症、组织坏死(心肌梗死、严重创伤、大手术、烧伤等)、恶性肿瘤、结缔组织病、器官移植急性排斥等

表 8-3　ESR 参考值及临床意义

	正常参考值	增快
红细胞沉降率或血沉(ESR)	男性 0~15mm/h 女性 0~20mm/h	生理性增快:12 岁以上的以下儿童,60 岁以上高龄者、妇女月经期、妊娠 3 个月以上
		病理性增快:各种炎症性疾病、组织损伤及坏死、恶性肿瘤、各种原因导致的血浆球蛋白增高、部分贫血患者

三、痰液检测

1. 标本采集方法(表 8-4)

表 8-4　标本采集方法

分类	操作方法
自然咳痰法	① 留痰前先漱口,然后用力咳出气管深部痰液 ② 24 小时痰量测定和分层检查时,应嘱患者将痰吐在无色无菌瓶内,加少许防腐剂 ③ 痰液细胞学检测时,每次咳痰 5~6 口,定量为 5ml 左右,或者收集上午 9~10 时的新鲜痰液送检
雾化蒸汽吸入法	对无痰或痰少患者,可给予化痰药物,应用超声雾化法,使痰液稀释,易于咳出
负压吸引法	昏迷患者可于清理口腔后,用负压吸引法吸取痰液
棉拭刮取法	幼儿痰液收集困难时,可用消毒棉拭刺激喉部引起咳嗽反射,用棉拭刮取标本
经支气管镜采集法	采用支气管镜检查,可直接从病灶处采集标本,质量最佳

2. 检测目的

(1) 一般性状检测:量、颜色、性状、气味。

(2) 显微镜检测:直接涂片、染色涂片。

3. 临床应用

(1) 肺部感染性疾病的病原学诊断。

(2) 开放性肺结核的诊断。

(3) 肺癌的诊断。

（4）肺部寄生虫病的诊断。

四、肺部肿瘤常见标记物

肺部肿瘤常见标记物参考值及临床意义见表8-5。

表8-5　肺部肿瘤常见标记物参考值及临床意义

	正常参考值	临床意义
癌胚抗原（CEA）	<5μg/L	评价肺腺癌、大细胞肺癌的治疗疗效及监测复发的指标，肺气肿、支气管哮喘常见轻度升高
神经元特异性烯醇化酶（NSE）	<15μg/L	可用于小细胞肺癌诊断、治疗后检测、复发监测，标本溶血影响结果
细胞角蛋白片段19（CYFRA21-1）	0.1~4μg/L	非小细胞肺癌的最敏感诊断标记物，特异性高
胃泌素释放肽前体（ProGRP）	4~6pg/ml	是小细胞肺癌的可靠标志，有很好的敏感性及特异性
鳞状上皮细胞癌抗原（SCCA）	<1.5μg/L	敏感性低不适用于筛查，特异性低所有腺癌均增高，需与其他标记物联合检测评估

【典型案例】

患者，男，64岁，因"反复咳嗽、咳黄痰20余年，加重伴发热1周"入院。症见：发热，体温最高达38.6℃，伴恶寒，无寒战咳嗽、咳吐大量黄脓痰，间或咳血，色红，量少。查体：双肺可闻及湿啰音。胸部CT检查示：支气管扩张并感染。初步诊断：支气管扩张并感染。

1. 思路　患者是否感染加重？哪些感染指标可以证实？致病菌是什么？抗生素如何选择？基于上述问题，患者临床症状提示感染加重，在肺部感染性指标及病原微生物检测选择上应予查血常规、CRP、ESR、痰培养＋药敏（反复多次）、痰找真菌（反复多次）、痰找抗酸杆菌（反复多次）等。

2. 检查结果

（1）血常规：WBC $19.3×10^9$/L，N 89.2%，L 4.74%，RBC $4.36×10^{12}$/L，HGB 130g/L，HCT 40.9%，PLT $150×10^9$/L。

（2）CRP：85.00mg/L。

（3）ESR：45mm/h。

（4）痰培养＋药敏：结果见表8-6。

表 8-6 痰培养 + 药敏结果

鉴定结果:铜绿假单胞菌(+);草绿色链球菌(++)				
药敏结果:铜绿假单胞菌			耐碳青霉烯铜绿假单胞菌(CRPA)	
序号	抗生素	MIC(μg/ml)	RAD(mm)	敏感度	折点
1	头孢哌酮 / 舒巴坦		23	敏感	≤15;≥21
2	氨苄西林	≥32		耐药	
3	哌拉西林 / 他唑巴坦	≤4		敏感	
4	头孢唑林	≥64		耐药	
5	头孢替坦	≥64		耐药	
6	头孢他啶	4		敏感	
7	头孢吡肟	8		敏感	
8	亚胺培南	≥16		耐药	
9	阿米卡星	8		敏感	
10	庆大霉素	4		敏感	
11	妥布霉素	≤1		敏感	
12	环丙沙星	≤0.25		敏感	
13	左氧氟沙星	1		敏感	

（5）痰找真菌:未找到真菌孢子。

（6）痰找抗酸杆菌:未找到抗酸杆菌。

3. 病情分析及治疗结果　临床症状提示感染加重,相关实验室指标增高予以佐证,依据痰培养 + 药敏结果,选择头孢哌酮 / 舒巴坦精准抗感染治疗。1 周后,临床症状好转,复查血常规、CRP 等恢复正常。

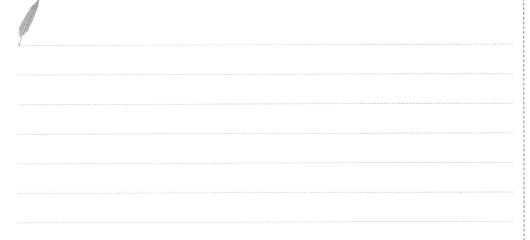

【诊疗流程】

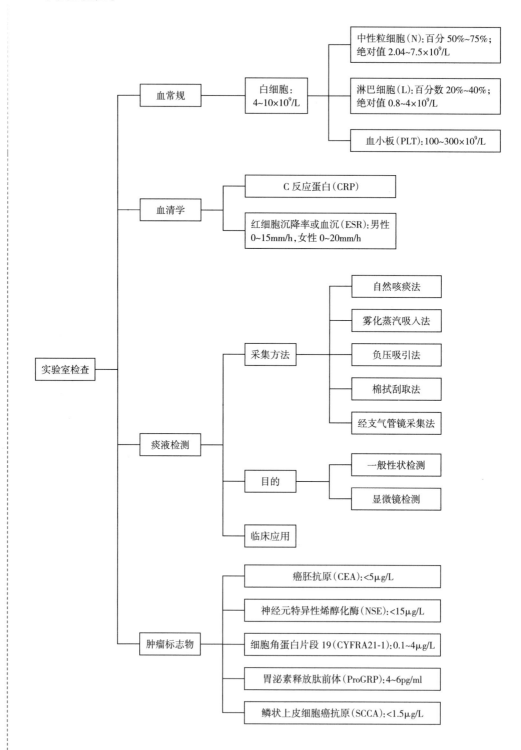

第二节　血气分析

PPT 课件

一、血气分析的目的

评估肺泡通气、氧合和酸碱平衡三个重要的生理过程。

二、血气分析的常用指标及意义

血气分析的常用指标及意义见表 8-7。

表 8-7　血气分析的常用指标及意义

	正常范围	平均值	意义	
pH 值	7.35~7.45	7.40	pH 值 <7.35 时为酸血症 pH 值 >7.45 时为碱血症	
$PaCO_2$	35~45mmHg	40mmHg	$PaCO_2$>45mmHg 呼吸性酸中毒或代谢性碱中毒的呼吸代偿 $PaCO_2$<35mmHg 呼吸性碱中毒或代谢性酸中毒的呼吸代偿	联合应用 PaO_2 和 $PaCO_2$ 可判断呼吸衰竭的类型：①Ⅰ 型呼吸衰竭：PaO_2<60mmHg，$PaCO_2$ 正常或偏低；②Ⅱ 型呼吸衰竭：PaO_2<60mmHg，$PaCO_2$>50mmHg
PaO_2	80~100mmHg		随年龄增长而降低，计算公式为：PaO_2=100– 年龄 /3 ± 5mmHg	
HCO_3^-	22~27mmol/L	24mmol/L	判断酸碱平衡代谢因素的指标：HCO_3^-<22mmol/L 为代谢性酸中毒或呼吸性碱中毒代偿；HCO_3^->27mmol/L 为代谢性碱中毒或呼吸性酸中毒代偿	
SO_2	95%~99%			

三、血气分析的判读

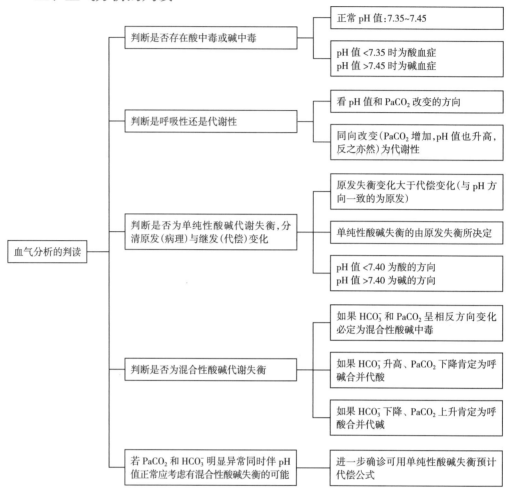

酸碱平衡紊乱代偿预计值见表 8-8。

表 8-8 酸碱平衡紊乱代偿预计值表

类型	代偿预期计算公式	代偿时间	代偿期限
代谢性酸中毒	$PaCO_2=1.5\times[HCO_3^-]+8\pm2$	12~24 小时	10mmHg
代谢性碱中毒	$PaCO_2=0.9\times\Delta HCO_3^-\pm5$	3~5 天	55mmHg
急性呼吸性酸中毒	$[HCO_3^-]=24+0.1\times\Delta PaCO_2\pm1.5$	几分钟	30mmol/L
慢性呼吸性酸中毒	$[HCO_3^-]=24+0.35\times\Delta PaCO_2\pm5.58$	5~7 天	42~45mmol/L
急性呼吸性碱中毒	$[HCO_3^-]=24-0.2\times\Delta PaCO_2\pm2.5$	几分钟	18mmol/L
慢性呼吸性碱中毒	$[HCO_3^-]=24-0.5\times\Delta PaCO_2\pm2.5$	2~3 天	12~15mmol

注:正确使用公式必须遵循以下步骤:

1. 必须首先通过动脉血 pH 值、$PaCO_2$、HCO_3^- 三个参数,并结合临床确定原发失衡。

2. 根据原发失衡选用合适公式。

3. 将公式计算所得结果与实测或 HCO_3^- 相比做出判断,凡落在公式计算代偿范围内判断为单纯性。酸碱失衡,落在范围外判断为混合性酸碱失衡。

4. 若为并发高 AG(阴离子间隙)代谢性酸中毒(简称代酸)的混合性酸碱失衡,则应计算潜在 HCO_3^-,将潜在 HCO_3^- 替代实测 HCO_3^- 与公式计算所得的预计 HCO_3^- 相比。

【典型案例】

病例 1:pH 值 7.32,HCO_3^- 15mmol/L,$PaCO_2$ 30mmHg

分析:pH 值 <7.35,为酸血症,pH 值与 $PaCO_2$ 同向改变,考虑为代谢性。HCO_3^- 与 $PaCO_2$ 变化方向相同不考虑混合性。

结论:代谢性酸中毒。

病例 2:pH 值 7.46,HCO_3^- 32mmol/L,$PaCO_2$ 48mmHg

分析:PH 值 >7.45,为碱血症,pH 值与 $PaCO_2$ 同向改变,考虑为代谢性。HCO_3^- 与 $PaCO_2$ 变化方向相同不考虑混合性。

结论:代谢性碱中毒(简称代碱)。

病例 3:PH 值 7.46,HCO_3^- 19mmol/L,$PaCO_2$ 29mmHg

分析:PH 值 >7.45,为碱血症,pH 值与 $PaCO_2$ 异向改变,考虑为呼吸性。HCO_3^- 与 $PaCO_2$ 变化方向相同不考虑混合性。

结论:呼吸性碱中毒(简称呼碱)。

病例 4:PH 值 7.34,HCO_3^- 32mmol/L,$PaCO_2$:60mmHg

分析:PH 值 <7.35,为酸血症,pH 值与 $PaCO_2$ 异向改变,考虑为呼吸性。HCO_3^- 与 $PaCO_2$ 变化方向相同不考虑混合性。

结论:呼吸性酸中毒(简称呼酸)。

病例 5:PH 值 7.22,HCO_3^- 20mmol/L,$PaCO_2$ 50mmHg

分析:PH 值 <7.35,为酸血症,pH 值与 $PaCO_2$ 异向改变,考虑为呼吸性。HCO_3^- 与 $PaCO_2$ 变化方向不同考虑混合性。

结论:呼吸性酸中毒合并代谢性酸中毒。

病例 6:pH 值 7.57,$PaCO_2$ 32mmHg,HCO_3^-:28mmol/L

分析:PH 值 >7.45,为碱血症,pH 值与 $PaCO_2$ 异向改变,考虑为呼吸性。HCO_3^- 与 $PaCO_2$ 变化方向不同考虑混合性。

结论:呼吸性碱中毒并代谢性酸中毒。

病例 7:pH 值 7.37,$PaCO_2$ 75mmHg,HCO_3^- 42mmol/L

分析:$PaCO_2$ 75mmHg,明显大于 40mmHg;HCO_3 42mmol/L,明显大于 24mmol/L;但 pH 值 7.37 在正常范围内,提示有混合性酸碱失衡。

用公式计算 $\Delta HCO_3^- = 0.35 \times \Delta PaCO_2 \pm 5.58 = 12.25 \pm 5.58$,预计 HCO_3^- 正常 $HCO_3^- + \Delta HCO_3^- = 24 + 12.25 \pm 5.58 = 36.25 \pm 5.58 = 41.83 \sim 30.67$

实测 HCO_3^-:42mmol/L>41.83mmol/L,提示代谢性碱中毒存在。

结论:呼吸性酸中毒并代谢性碱中毒。

【诊疗流程】

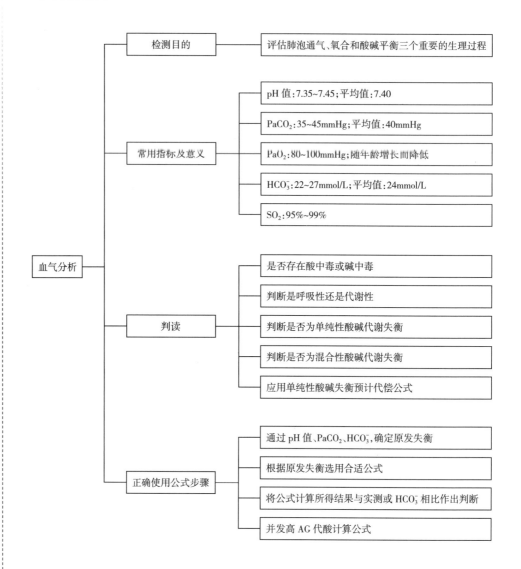

血气分析

检测目的 —— 评估肺泡通气、氧合和酸碱平衡三个重要的生理过程

常用指标及意义
- pH 值:7.35~7.45;平均值:7.40
- $PaCO_2$:35~45mmHg;平均值:40mmHg
- PaO_2:80~100mmHg;随年龄增长而降低
- HCO_3^-:22~27mmol/L;平均值:24mmol/L
- SO_2:95%~99%

判读
- 是否存在酸中毒或碱中毒
- 判断是呼吸性还是代谢性
- 判断是否为单纯性酸碱代谢失衡
- 判断是否为混合性酸碱代谢失衡
- 应用单纯性酸碱失衡预计代偿公式

正确使用公式步骤
- 通过 pH 值、$PaCO_2$、HCO_3^-,确定原发失衡
- 根据原发失衡选用合适公式
- 将公式计算所得结果与实测或 HCO_3^- 相比作出判断
- 并发高 AG 代酸计算公式

PPT 课件

08章03节PPT

第三节　肺　功　能

一、肺功能检查适应证

1. 鉴别呼吸困难、慢性咳嗽的原因。
2. 手术的术前评估。
3. 监测药物及其他干预性治疗的反应。
4. 评估胸部手术后肺功能的变化。
5. 评估心肺疾病康复治疗的效果。
6. 公共卫生流行病学调查。

7. 运动、高原、航天及潜水等医学研究。

8. 评价肺功能损害的性质、类型及严重程度,判断预后。

9. 职业性肺疾病劳动力鉴定。

二、肺功能检查绝对禁忌证

1. 近 3 个月患心肌梗死、脑卒中、休克。

2. 近 4 周严重心功能不全、严重心律失常、不稳定性心绞痛。

3. 近 4 周大咯血。

4. 癫痫发作需要药物治疗。

5. 未控制的高血压(收缩压 >200mmHg、舒张压 >100mmHg)。

6. 主动脉瘤。

7. 严重甲状腺功能亢进。

三、肺功能检查相对禁忌证

1. 心率 >120 次 /min。

2. 气胸、巨大肺大疱且不准备手术治疗者。

3. 孕妇。

4. 鼓膜穿孔。

5. 近 4 周呼吸道感染。

6. 免疫力低下易受感染者。

7. 其他　呼吸道传染性疾病。

四、注意事项

1. 检查前需了解患者最近用药情况,支气管舒张剂、支气管收缩剂、激素类等应根据检查的项目及药物的半衰期来决定是否停药。

2. 检查前应嘱患者禁止大量饮食、吸烟、剧烈运动,禁止饮用可乐、咖啡、浓茶、功能型饮料等。

3. 向患者交待检查过程中可能出现的不适及检查风险,检查中及时沟通。

五、肺功能指标及临床意义

1. 肺容积(表 8-9、图 8-1)

表 8-9　肺容积各项指标及临床意义

肺容积	指标	临床意义
基础肺容积	潮气量(TV)	平静呼吸时每次吸入或呼出的气量,正常成人为 500ml 左右
	补吸气量(IRV)	平静吸气后,做最大吸气所能吸入的气量
	补呼气量(ERV)	平静呼气后,做最大呼气所能呼出的气量
	残气量(RV)	最大呼气后,残留在肺内的气量

续表

肺容积	指标	临床意义
复合肺容积	深吸气量(IC)	平静呼气后,做最大吸气所能吸入的气量。等于潮气量加补吸气量。降低提示限制性通气功能障碍
	肺活量(VC)	深吸气后,做最大呼气所能排出的气量,由肺量计测定。实际测定值占理论预计值百分比 <80% 为异常
	功能残气量(FRC)	平静呼气后,肺内残存的气量。等于补呼气量加残气量。增加见于肺弹力减退,呼吸道阻力增加;减少见于肺损伤,胸廓或肺受限
	肺总量(TLC)	深吸气后,肺内所有的气量,即肺活量加残气量。胸廓或肺的限制性疾病可引起降低,阻塞性疾病引起增加
	残气量/肺总量(RV/TLC%)	临床上用此来判断有无肺气肿,及肺气肿的程度,≤35% 为正常

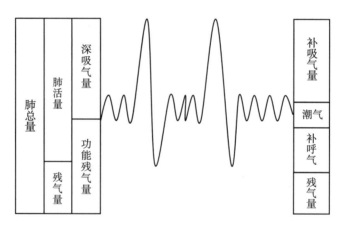

图 8-1   肺容积各项指标示意图

2. 通气功能(表 8-10)

表 8-10   肺通气功能及临床意义

通气功能	临床意义
静息通气量(VE)	指在基础代谢情况下所测得的每分钟通气量。潮气量乘以每分钟呼吸次数即为每分钟静息通气量
最大通气量(MVV)	指单位时间内最大的呼吸气量,正常应≥预计值的 80%
气速指数(MNV%/VC%)	指最大通气量占预计值百分比/肺活量占预计值百分比 正常值为 1,<1 提示阻塞性通气功能障碍,>1 提示限制性通气功能障碍
通气储备百分比	是反映通气储备能力的指标 计算公式为:通气储备百分比 =(MVV−VE)/MVV×100% 正常值为≥93%,<86% 提示通气储备不佳

续表

通气功能	临床意义
用力肺活量（FVC）	指最大吸气至肺总量位后以最大的努力、最快的速度呼气，直至残气量位的全部肺容积 用力肺活量占预计值百分比 >80% 为正常
第 1 秒用力呼气容积（FEV$_1$）	指最大吸气至肺总量位后 1 秒之内的快速呼出量 FEV$_1$ 占预计值的百分比：正常范围为 80%~120%
1 秒率（FEV$_1$/FVC）	正常范围 70%~80% 吸入支气管舒张剂后仍 <70%，考虑气流受限
最大呼气流速（PEF）	指用力肺活量测定过程中，呼气流量最快时的瞬间流速，反映大气道阻力和呼吸肌力，PEF 占预计值百分比≥80% 为 PEF 正常，反之则有气流受限
最大呼气中期流量（MMEF，25%~75%）	MMEF25% 反映大气道阻力和呼吸肌力 MMEF50%、MMEF75% 反映小气道阻力
PEF 昼夜波动率	PEF 昼夜波动率 =（PEF 最大值 −PEF 最小值）÷1/2（PEF 最大值 +PEF 最小值）×100% 正常情况 <20%

3. 肺通气功能障碍分类（表 8-11）

（1）阻塞性通气功能障碍：是指由于气道阻塞引起的通气障碍。

（2）限制性通气障碍：是指因胸肺扩张受限引起的通气功能障碍。

（3）混合性通气障碍：兼有阻塞性及限制性两种表现的通气功能障碍。

表 8-11 肺通气功能障碍分类及各指标变化

	VC	FEV$_1$/FVC	RV	TLC	RV/TLC
限制性	减低	正常或增高	减低	减低	正常或轻度增高
阻塞性	正常或减低	减低	增高	正常或增高	明显增高

4. 弥散功能 用于评价肺泡毛细血管膜进行气体交换的效率。

CO 弥散量（DLCO）：CO 在单位时间内及单位压力差下从肺泡转移至肺泡毛细血管内并与血红蛋白结合的量。以占预计值的百分比≥80% 为正常。

5. 支气管舒张试验（气道可逆性） 给予支气管舒张药物，观察气道的舒缓反应，用药后 FEV$_1$ 变化率较用药前增加 12% 及以上，或绝对值增加 >200ml，则支气管舒张试验为阳性。

6. 支气管激发试验（气道反应性） 通过物理、化学、生物等人工刺激，诱发气道平滑肌收缩，通过肺功能指标的改变，来判断支气管缩窄及其程度。FEV$_1$ 下降 >20% 时，刺激剂尚未达到最大剂量或最高浓度，为阳性。

【典型案例】

李某，女，33 岁。患者因"反复咳嗽、咳痰 10 余年"就诊，咳嗽、咳痰多于夜间出现，咳嗽剧烈时伴喘息、胸闷、呼吸困难，自诉发病时有窒息感，通常 1~2 小时后自行缓解。曾在外院诊断为"支气管哮喘"，治疗过程中不规律用药。查体：双肺可闻及呼气相哮鸣音。临床诊断：支气管哮喘（急性发作期）。

1. 分析病情　患者当前处于喘息状态,胸闷,双肺可闻及哮鸣音,曾诊断为支气管哮喘,故可预测患者的通气功能已经损害,有阻塞性通气功能障碍,因此,肺功能是必查项目之一,做通气功能检查以了解其受损的严重程度,以及使用支气管舒张剂能否改善其受损的通气功能。

2. 处理过程　①向患者交待肺功能检查的必要性,并询问检查前相关注意事项以确定能否行肺功能检查;②开据肺功能检查申请单,记录患者姓名、性别、年龄、身高、体重等相关信息。

3. 检查结果及解读(表 8-12、图 8-2)

表 8-12　通气功能及支气管舒张试验结果

指标	预计值	基础实测值	占预计值百分率(%)	舒张后实测值	占预计值百分率(%)	变化率(%)
FVC(L)	2.69	2.20	81.8	2.38	88.4	+8.2
FEV_1(L)	2.33	1.33	57.1	1.92	82.7	+44.4
FEV_1/FVC(%)	82.8	60.7	—	80.7		—
$FEF_{25\%\sim75\%}$(L/s)	3.42	0.75	22	1.75	51.2	+133.3
$MEF_{25\%}$(L/s)	1.73	0.34	19.7	0.88	51.1	+158.8
$MEF_{50\%}$(L/s)	3.73	0.87	23.3	2.00	53.6	+129.9
$MEF_{75\%}$(L/s)	5.21	1.66	31.9	3.54	67.9	+113.3
PEF(L/s)	5.72	3.04	53.1	5.33	93.2	+75.3
$FET_{100\%}$(s)	—	6.35	—	3.75	—	—
Vext(ml)	<150	44	—	43	—	+2.3

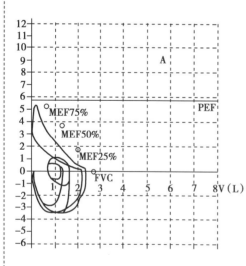
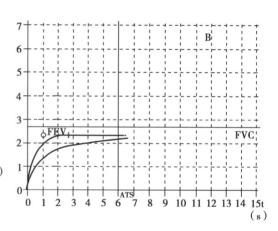

图 8-2　时间 - 容积曲线、流量 - 容积曲线

（1）检查质量分析：流量 - 容积曲线的图形平滑，无咳嗽、无漏气，时间 - 容积曲线显示呼气已达平台，说明患者肺功能检查配合良好，结果可靠。

（2）结果分析：FVC 为 2.20L，占预计值 81.8%（>80%，无限制性）；FEV_1 为 1.33L，占预计值 57.1%；FEV_1/FVC 为 60.7%，且呼气中后期流量指标全部下降，结果提示中重度阻塞性通气功能障碍。经储雾罐气雾吸入支气管舒张剂后 20 分钟，FEV_1 上升 44.4%（>12%），绝对值增加 590ml（>200ml），完全呼出气体的时间也由 6.35 秒缩短至 3.75 秒，提示患者的气流受限有了明显的改善；FVC、FEV_1 均已恢复到 > 预计值的 80%，FEV_1/FVC 也 >80%，支气管舒张试验阳性。

4. 诊断　中重度阻塞性通气功能障碍；支气管舒张试验阳性；符合支气管哮喘（急性发作期）诊断。

【诊疗流程】

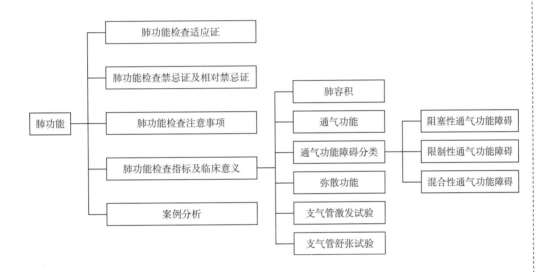

第四节　胸部影像学

PPT 课件

08章045PPT

 培训目标

1. 掌握胸部常见疾病影像学表现。
2. 熟悉肺脏的基本解剖。
3. 了解胸部影像的基本原理。

一、影像学原理

密度越低在影像上呈现的颜色越深，密度越高在影像上呈现的颜色越浅。

密度由高到低依次是：骨骼（包括气管软骨、钙化灶等）→血液→软组织（肌肉、神经、实质器官、结缔组织等）→积液（胸腔积液、心包积液、腹腔积液）→气体。

二、胸片 X 线片与胸部 CT 的优缺点及选择

胸部 X 线片（胸片）在大体结构上与解剖病理形态基本一致，空间分辨率良好，但密度分辨率低，对于密度差别较小的软组织难以区分。

胸部 CT 是以横断轴位为主的层面黑白图像，无相互重叠的干扰，但具有层间遗漏的缺点。常规胸片是大多数胸部疾病的首选观察手段。对于观察胸腔积液的动态变化，胸片是主要的复查方法。但对于肺内各种原因所致的结节大小及数目的确定、各种病因导致的淋巴结增大的改变，则需胸部 CT 的检查。

三、呼吸系统解剖及定位

1. 肺部解剖（图 8-3）

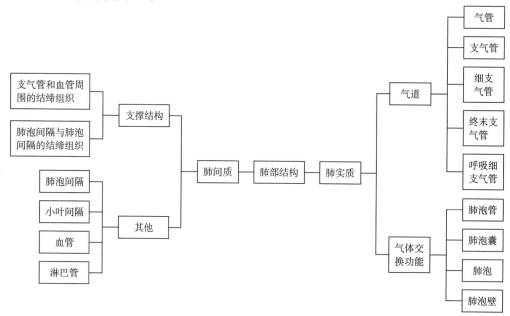

图 8-3　肺部解剖

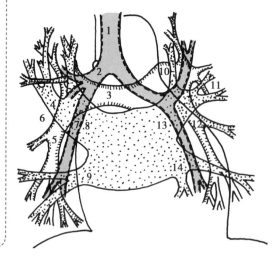

图 8-4　肺门结构

1. 气管；2. 右主支气管；3. 右肺动脉；4. 下后静脉干；5. 右下肺动脉；6. 肺门角；7. 中间支气管；8. 右上肺静脉；9. 右下肺静脉；10. 左肺动脉弓；11. 舌段动脉；12. 左下肺动脉；13. 左上肺静脉；14. 左下肺静脉

2. 肺的分区,见图 8-5。

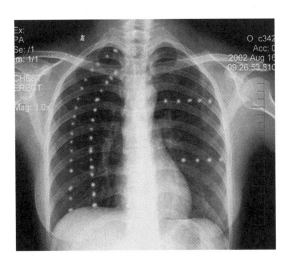

图 8-5　肺的分区图

3. 胸部 CT 的定位
(1) 肺的分叶分段(图 8-6)

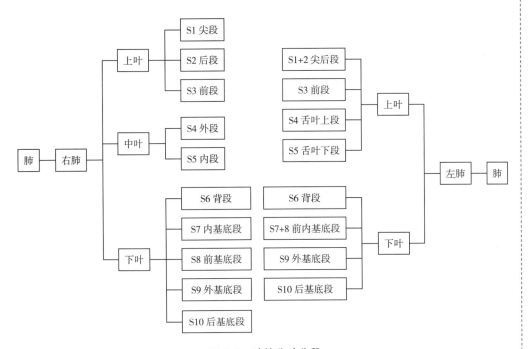

图 8-6　肺的分叶分段

(2) 胸部 CT 常用定位的标志:气管隆突、气管分叉、气管走向、斜裂。

CT 下肺部各层面见图 8-7~ 图 8-10。

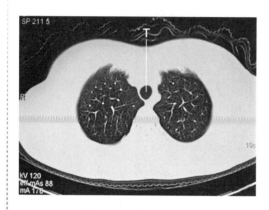

图 8-7 气管隆突层面

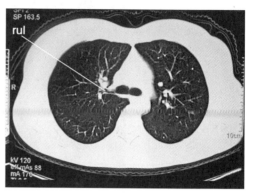

图 8-8 气管分叉层面

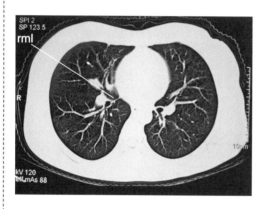

图 8-9 右主支气管分叉层面

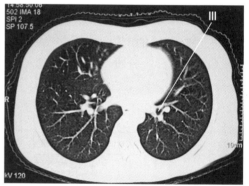

图 8-10 基底干层面

4. 读片原则 胸部 X 线片读片时为防止遗漏,观察胸部要有次序(从上而下或从下而上),并左右对比。

肺 CT 建议读片顺序:由外向内即身体以外物体→胸壁软组织→骨骼→膈→胸膜腔→双肺→双肺门→纵隔→心、血管。读片顺序可以根据个人习惯加以调整,但最好形成顺序后就不要经常改变。

5. 定性

(1) 肺基本病变:渗出样改变(斑片状、絮状样阴影)、肺实变、结节 / 肿块、钙化灶、空洞、纤维样(蜂窝状)、肺气肿、肺不张等。

(2) 气管、支气管病变:气管、支气管的狭窄与闭塞、支气管扩张等。

(3) 胸膜病变:胸腔积液、气胸、液气胸等。

6. 常见胸部病变影像表现

(1) 肺基本病变影像表现

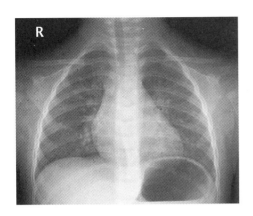

图 8-11　小叶性肺炎
可见两肺内中带肺纹理增多、模糊,沿肺纹理可
见斑片状模糊影分布

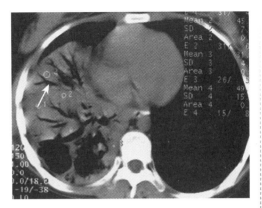

图 8-12　肺实变
表现为密度高于肺组织,掩盖了肺纹理,基本均质,
多数内部可见支气管树的走行"空气支气管征"

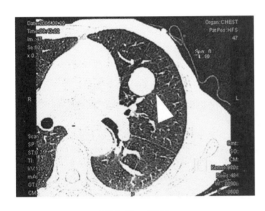

图 8-13　肿块
是指最大长径超过 3cm 的肺内类圆型病灶,直
径不超过 3cm 时称为结节

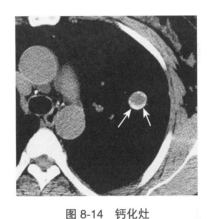

图 8-14　钙化灶
从纵隔窗看钙化灶密度与骨密度相似,良、恶性
结节内均可见

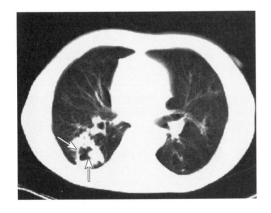

图 8-15　空洞
病变内发生坏死,坏死组织经支气管排出后气
体进入而形成的中间为低密度气体影,空洞壁
密度则较高

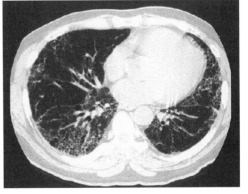

图 8-16　肺间质改变
常因小叶间隔增厚表现为较高密度的网织状结
构将正常肺组织分割成"网状"或"蜂窝状"

（2）常见气管、支气管病变影像表现

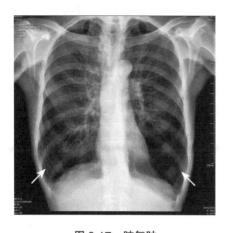

图 8-17 肺气肿

肺充气过度，表现为透亮度增高，终末支气管的远端膨胀或破裂的病理改变

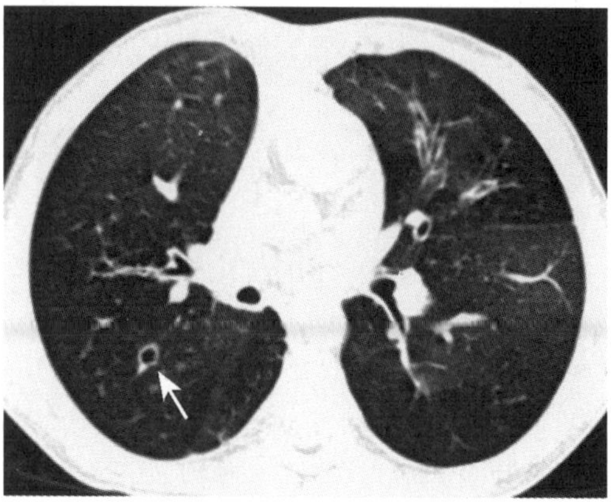

图 8-18 支气管扩张

图示为支气管扩张，表现为"印戒征"（支气管直径大于血管直径）；若支气管与血管平行时，则表现为"轨道征"

（3）常见胸膜病变影像表现

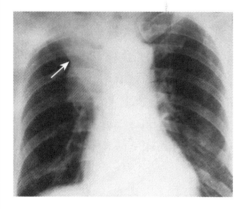

图 8-19 肺不张

指一个或更多的肺段或肺叶的容积丧失，表现为某肺叶或肺段缺失，呈较高密度影

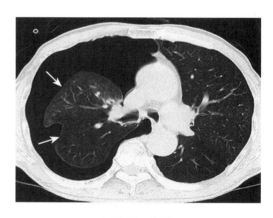

图 8-20 气胸

气体进入胸膜腔，称为气胸，靠近胸膜或肺尖部可见均质低密度影，且密度低于肺组织

图 8-21 积液

分游离性和局限性纵隔窗胸膜下可见积液（密度介于气体和软组织之间）

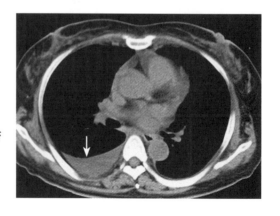

7. 诊断和鉴别诊断

(1) 肺结节

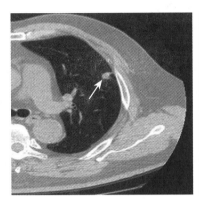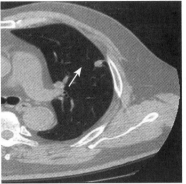

图 8-22　良性结节

密度中等偏高,结节边缘清楚,光滑锐利。两图为同一病例,CT 复查间隔 3 个月,经测量结节大小无明显改变

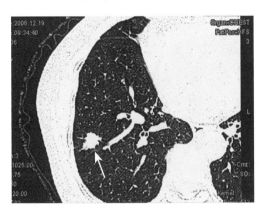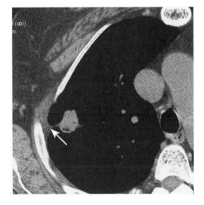

图 8-23　恶性结节 1	**图 8-24　恶性结节 2**
可见结节边缘不规则,有"短毛刺",纵隔窗可见结节密度不均匀	CT 纵隔窗,示右肺分叶状结节,内部可见多发小泡征,外侧可见胸膜凹陷征,提示恶性可能

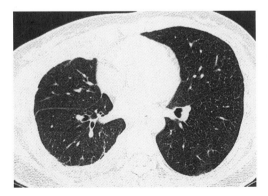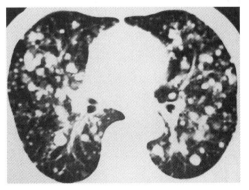

图 8-25　多发性结节	**图 8-26　多发性结节**
可见两肺弥漫分布的大小一致、密度均匀的粟粒状结节影,边界清晰,多提示急性粟粒型肺结核	多见于肺转移瘤

（2）空洞

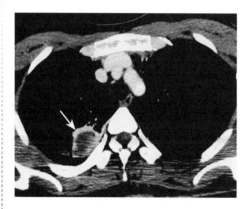

图 8-27 空洞

CT 增强，可见右上肺结核球呈周边环形强化，以及后外侧方"卫星灶"，多提示结核球

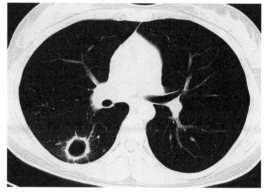

图 8-28 薄壁空洞

CT 肺窗，可见右上肺后段呈类圆形的薄壁空洞影，内壁光滑，外壁毛糙，多提示结核性空洞

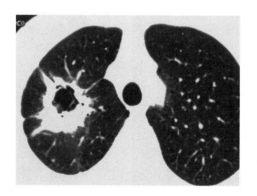

图 8-29 厚壁空洞

CT 肺窗，可见右上肺不规则肿块内厚壁空洞影，边缘可见分叶、毛刺以及胸膜凹陷征，多提示恶性可能

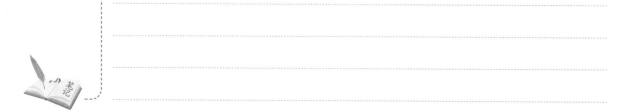

【诊疗流程】

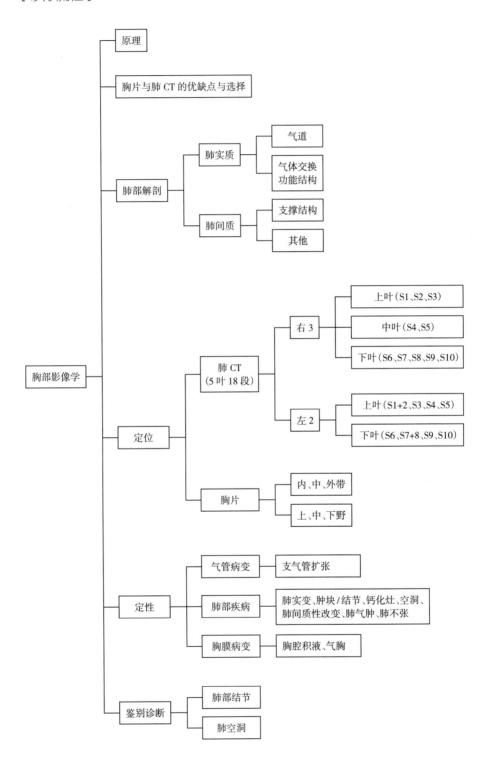

第五节　支气管镜检查

📺 培训目标

1. 掌握电子支气管镜适应证、禁忌证及并发症。
2. 熟悉电子支气管镜检查流程。
3. 了解常用支气管镜检查技术。

一、支气管镜检查的适应证、禁忌证和常见并发症

支气管镜检查的适应证、禁忌证和常见并发症见表 8-13。

表 8-13　支气管镜检查的适应证、禁忌证和常见并发症

适应证	禁忌证	常见并发症
咯血	严重的低氧血症	麻醉药物相关并发症
慢性不明原因的咳嗽	严重心律失常	低氧血症
喘息和局限性哮鸣音	新近发生的心肌梗死	心律失常
肺不张	不稳定的心绞痛	出血性并发症
肺炎	疑有主动脉瘤	气胸
肺结核	不能纠正的出血倾向	感染和发热
阻塞性肺炎	尿毒症	
延迟吸收性肺炎	严重肺动脉高压	
肺门和 / 或纵隔淋巴结肿大	严重贫血	
肺部弥漫性病变		
痰脱落细胞学检查肿瘤细胞阳性		
原因不明的胸腔积液		

二、电子支气管镜常用检查技术

1. 经支气管镜刷检术
2. 经支气管黏膜活检术
3. 支气管肺泡灌洗术（BAL）
4. 经支气管肺活检术（TBLB）
5. 经支气管针吸活检术（TBNA）

三、术前准备及注意事项

包括签署知情同意书、术前基本检查、患者准备、麻醉、术中观察及术后注意事项（表 8-14）。

表 8-14　支气管镜检查准备注意事项

注意事项	具体内容
术前基本检查	血常规、肝炎筛查、凝血功能 HIV 及 RPR、心电图、血压
患者准备	① 术前禁饮 2 小时、禁食 6 小时 ② 有活动义齿的患者应在麻醉前取出 ③ 哮喘患者应于术前雾化吸入支气管扩张剂 ④ 对于存在低氧血症、心血管疾病的患者应做好抢救准备,包括气管插管、机械通气等
麻醉	局部麻醉 局部麻醉联合静脉镇静镇痛(即所谓无痛支气管镜技术) 全身麻醉 ① 清醒镇静(conscious sedation),不需要麻醉医师的参与 ② MAC 技术(monitored anesthesia care),即监测下的麻醉管理,需要麻醉医师的参与
术中观察	术中应检测患者血氧饱和度,通过吸氧使患者血氧饱和度始终维持在 90% 以上
术后注意事项	① 术后患者于操作室观察休息 30 分钟 ② 检查后 2 小时后可进食饮水 ③ 告知患者检查后 1~3 天内可能出现痰中带血,一般可自行停止,如果出血不止或大量出血,随时就诊

【典型案例】

姜某,男,62 岁,因"咳血 3 天"于 2018 年 8 月 22 日入院。入院时症见:咳嗽,咳血,色黯红,量 2~3ml,晨起明显,间或咳少许白黏痰,易咳出。查体:神志清,听诊双肺呼吸音粗,无干、湿啰音。心率 80 次 /min,律齐。胸部 CT 检查:双肺纹理多乱,右上肺门旁不规则形软组织肿块,纵隔肿大淋巴结;右肺上叶索条灶(图 8-30、图 8-31)。初步诊断:右肺门肿块性质待诊。

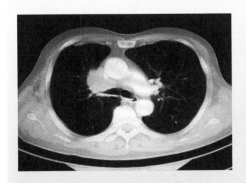

图 8-30　入院胸部 CT

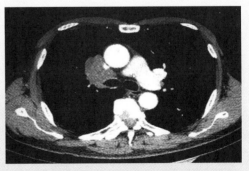

图 8-31　入院胸部增强 CT

入院后完善相关辅助检查,示肿瘤标记物异常,结合患者症状、体征及辅助检查,临床考虑肺部肿瘤可能性大,有电子支气管镜检查术适应证,无禁忌证,予行电子支气管镜检查,积极做好术前准备工作,向患者及家属解释病情,签署知情同意书。

手术记录:麻醉后进软镜,气管黏膜充血。隆突锐利,右主支开口、中间支、上叶管腔口可见新生物(文末彩图1),表面欠光滑,触之易出血,局部有新鲜出血,右上叶新生物堵塞狭窄,镜身不能进入,中间支新生物浸润,略狭窄,镜身可以通过,中叶、下叶背段及各基底段通畅。余各叶段支气管黏膜轻度肥厚,腺体肥大,管腔通畅。给予新生物处活检(文末彩图2)、刷检(文末彩图3)及灌洗,出血给与冰盐水、血凝酶稀释后注入及静推,氩气电灼止血治疗后,血止,新生物局部冷冻氩气消瘤,术后无活动性出血。

术后标本(刷检、活检及灌洗液)送相关检查,再次交代术后注意事项。

【诊疗流程】

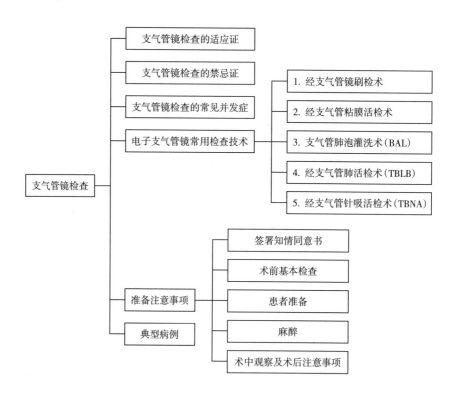

第六节 胸膜腔穿刺术

🖥️ 培训目标

1. 掌握胸膜腔穿刺术操作流程。
2. 熟悉胸膜腔穿刺术的适应证、禁忌证。
3. 了解胸膜腔穿刺术的并发症。

一、概述

胸膜腔穿刺术常用于检查胸腔积液的性质、抽液减压或胸腔内局部注射给药等。

二、适应证

1. 胸腔积液性质不明者,进行诊断性穿刺。
2. 大量胸腔积液压迫,导致呼吸循环功能障碍。
3. 结核性胸膜炎合并胸腔积液。
4. 脓胸、脓气胸。
5. 肺炎并发渗出性胸膜炎胸腔积液较多者。
6. 外伤性血气。
7. 脓胸或恶性胸腔积液须胸腔内注入药物者。
8. 其他为了诊治目的需要穿刺抽液者。

三、相对适应证

病情危重,但需要进行胸膜腔穿刺以明确诊断或缓解症状者。

四、禁忌证

1. 有严重出血倾向。
2. 大咯血。

五、注意事项

1. 操作前应向患者说明穿刺目的,消除顾虑,取得配合。对精神紧张者,术前可口服地西泮等镇静药物。
2. 应尽量避免在第 9 肋间以下穿刺,以免穿透膈肌,损伤腹腔脏器。
3. 穿刺针应沿肋骨上缘垂直进针,不可斜向上方,以免损伤肋骨下缘处的神经和血管。
4. 术中助手用止血钳固定穿刺针,防止针头摆动而损伤肺组织。
5. 穿刺中者应避免咳嗽、打喷嚏、深呼吸及转动身体,以免穿刺针损伤肺组织。
6. 一次抽液不应过多、过快。诊断性抽液,50~100ml 即可;减压抽液,首次不超过 800ml,以后每次不超过 1 000ml。但积液量大时,可在控制抽液速度的前提下,适当增加抽液总量。如为脓胸,每次尽量抽净。微生物学检查应采用无菌试管留取标本,行涂片革兰氏染色镜检、细菌培养及药敏试验。细胞学检查应立即送检,以免细胞自溶。
7. 严格无菌操作,操作中要防止空气进入胸腔。
8. 恶性胸腔积液,在尽量抽液后,可注射抗肿瘤药或硬化剂,促使脏层与壁层胸膜粘连,闭合胸膜腔,防止胸腔积液重新积聚。注药后嘱患者卧床 2~4 小时,并不断变换体位,使药物在胸腔内均匀分布。
9. 当出现胸膜反应、复张性肺水肿或剧烈咳嗽时,应立即停止抽液。

六、并发症

1. 气胸。
2. 血胸。
3. 胸膜反应　头晕、面色苍白、出汗、心悸、胸部压迫感或剧痛、昏厥等。
4. 复张性肺水肿　连续性咳嗽、气短、咳泡沫痰、两肺湿啰音或哮鸣音等。

七、操作方法

嘱患者取坐位,面向椅背,两前臂置于椅背上,前额伏于前臂。不能起床的患者,可取半坐卧位,患者前臂上举抱于枕部。

穿刺前应进行物理检查,核实胸腔积液部位,一般情况下,穿刺点选在胸部叩诊实音最明显的部位进行,通常取肩胛下角线或腋后线第 7~9 肋间;有时也选腋中线第 6~7 肋间或腋前线第 5 肋间为穿点。除大量胸腔积液外,包裹性积液或胸腔积液量少时,可于超声定位后,进行穿刺,可结合 X 线或超声检查结果确定,穿刺点可用甲紫棉签在皮肤上标记。

术者戴口罩和无菌手套,助手协助打开胸穿包,于穿刺部位常消毒皮肤,覆盖消毒洞巾。用 1% 普鲁卡因或 2% 利多卡因在下一肋骨上缘的穿刺点自皮至胸膜层进行局部逐层浸润麻醉。根据麻醉注射针估计穿刺针进针深度。

术者以一手固定穿刺部位的皮肤,另一只手持穿刺针,将穿刺针的三通活栓转到与胸腔关闭处,再将穿刺针在麻醉处缓缓刺入,当针锋抵抗感突然消失时,转动三通活栓使其与胸腔相通进行抽液。助手用止血钳协助固定穿刺针。以防刺入过深损伤肺组织,用注射器缓慢抽液后,转动三通活栓使其与外界相通,将注射器内液体排出。

抽液结束后,拔出穿刺针,覆盖无菌纱布,稍用力压迫片刻,用胶布固定。嘱患者静卧,观察有无不适反应。

【诊疗流程】

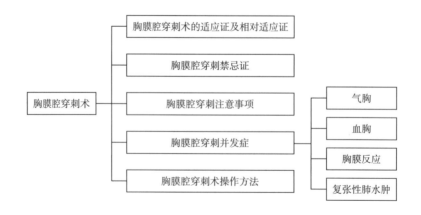

第七节　机　械　通　气

PPT 课件

08章07节PPT

机械通气起支持和维持生命作用,为基础疾病治疗、呼吸功能改善和康复提供条件,所以机械通气是治疗急、慢性呼吸衰竭(呼衰)最为有效的手段,但其预后取决于原发病能否得到控制及其可逆程度。

一、适应证

机械通气的目的在于提供并维持足够的氧合和肺泡通气,适应证见表8-15。

表 8-15　机械通气适应证及其临床意义

注意事项	适应证	临床意义
适应证	低氧血症	① 所有低氧血症患者均应进行氧气治疗,但不一定需要机械通气支持
		② 因肺水肿和肺不张导致的低氧型呼吸衰竭患者,可先进行面罩无创正压通气
		③ 经保守治疗无效的严重低氧血症患者,应立即建立人工气道,并进行机械通气
	肺泡通气量不足	① 肺泡通气量不足,导致动脉血 pH 值小于 7.30,应立即进行机械通气
		② 肺泡通气量不足,患者呼吸做功明显增加,考虑有呼吸肌衰竭的可能时,应立即进行机械通气
		③ 慢性通气量不足,虽然动脉血二氧化碳分压升高,但动脉血 pH 值处于代偿范围,并不一定需要机械通气
	呼吸肌疲劳	各种原因导致的呼吸做功增加,应在出现氧合障碍前进行机械通气
	保护气道	人工气道并非机械通气的绝对适应证,例如一些长期保留气管切开的患者。但对于存在呼吸衰竭危险的保留人工气道的患者,也应考虑进行机械通气支持

二、禁忌证

1. 巨大肺大疱或肺囊肿,若行机械通气治疗,可使大疱或肺囊肿内压力升高,有发生破裂及气胸的可能。

2. 张力性气胸伴或不伴有纵隔气肿,没有进行适当引流时。

3. 大咯血发生窒息,因气道被血块堵塞,正压通气可把血块压入小气道。此时应先吸净气管内的血块,使气道通畅后再行机械通气治疗。

笔记

4. 活动性肺结核出现播散时。

5. 低血压（未经治疗前）。

6. 食管 - 气管瘘等。

三、合并症

1. 机械通气诱发的肺损伤。

2. 气压伤。

3. 对体循环的影响。

4. 对脑血流的影响。

5. 呼吸机相关性肺炎。

四、常用通气模式的比较

机械通气原理是建立肺泡与大气之间压力差，形成肺泡通气动力。呼吸机有各种通气方式，应根据患者的不同疾病的病理生理特点，及其对机体生理效应的利弊来进行选择；还应根据病情变化与对治疗的反应，及时地调整通气方式及其各项参数，以达到最好疗效和减少不良反应。常用通气模式的比较见表 8-16。

表 8-16 常用通气模式的比较

通气方式	定义	特点	缺点
控制通气	定全由呼吸机控制呼吸频率、潮气量、呼吸比例	完全替代患者呼吸	容易发生通气不足或过度 与患者不同步 呼吸肌萎缩
辅助通气	由患者触发，通气量由呼吸机预设，提供辅助（分压力和容量）	呼吸机和自主呼吸同步	调整压力或容量灵敏度以及预设通气参数
辅助控制通气	控制辅助相结合	超过预设频率为辅助，低则控制	预设参数不当导致过度通气
持续气道正压通气	在呼吸机提供的正压下自主呼吸	起着呼吸末正压（PEEP）的作用，增加功能残气量，改善通气 / 血流比例失调，减少静脉分流，提高 PaO_2	过高 PEEP 降低血压、心排血量，增加气压伤风险
间歇指令通气和同步间歇指令通气	呼吸机按指令予以患者正压通气，间歇期患者自主呼吸	降低平均气压伤，有利于呼吸肌锻炼和撤机	需合理设定指令频率，太低导致疲劳
压力通气	患者吸气时给予压力	按吸气压力需求，支持患者吸气，减慢呼吸频率，降低气道压和呼吸功，减少对血流动力学影响	中枢驱动受抑制者不能应用，潮气量受气道阻力和肺顺应性影响

续表

通气方式	定义	特点	缺点
反比通气	吸气时间大于呼气时间	增加功能残气量,降低气道压,改善氧合,降低 PEEP	难以同步,适应性差,需镇静
双水平正压通气	允许患者在两个水平的功能残气上交替自主呼吸	具有自主呼吸和控制通气并存的特点,舒适度高,肺泡不通程度扩张,氧合提高,高低压差决定潮气量,不易引起气压伤	高低压差过小,导致通气不足

【诊疗流程】

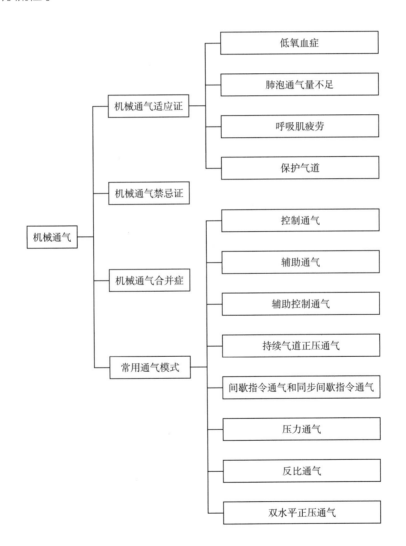

总 梳 理 图

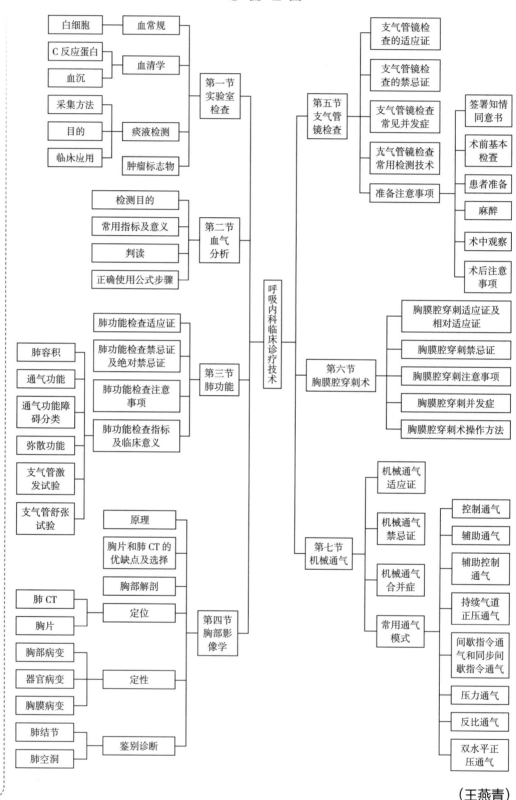

（王燕青）

复习思考题

扫一扫
测一测

1. 痰液检测的临床意义主要有哪些？

2. 与肺部肿瘤相关的标记物有哪些？诊断非小细胞肺癌的最敏感标记物是哪项？

3. 血气分析常用指标的正常值范围是什么？

4. 肺功能检查的适应证主要有哪些？

5. 如何从影像角度鉴别良性结节和恶性结节？

6. 机械通气的适应证、禁忌证有哪些？

参 考 文 献

［1］葛均波,徐永健.内科学［M］.8版.北京:人民卫生出版社,2013.

［2］张伯臾,董建华,周仲瑛.中医内科学［M］.上海:上海科技出版社,1985.

［3］薛博瑜,吴伟.中医内科学［M］.3版.北京:人民卫生出版社,2016.

［4］高颖,方祝元,吴伟.中医内科学［M］.2版.北京:人民卫生出版社,2015.

［5］周仲瑛.中医内科学［M］.2版.北京:中国中医药出版社,2007.

［6］邵长荣.邵长荣实用中医肺学［M］.北京:中国中医药出版社,2009.

［7］方药中,邓铁涛,李克光,等.实用中医内科学［M］.上海:上海科学技术出版社,1984.

［8］单书健,陈子华.古今名医临证金鉴·外感热病篇［M］.2版.中国中医药出版社,2011.

［9］王洪图.内经讲义［M］.北京:人民卫生出版社,2002.

［10］林培政,谷晓红.温病学［M］.3版.北京:中国中医药出版社,2012.

［11］洪广祥,王丽华.论支气管扩张症的中医药治疗思路［J］.中医药通报,2006,5(3):10-14.

［12］薛鸿浩,张惠勇,鹿振辉,等.邵长荣运用芩部丹治疗肺结核的经验［J］.山东中医药大学学报,2010,
　　　34(6):520-521.

［13］姜良铎.论外感病的内伤基础［J］.中医杂志,1994,35(4):201-203.

［14］唐步祺.咳嗽之辨证论治［M］.成都:四川出版集团巴蜀书社,2005.

［15］中华医学会.临床技术操作规范:呼吸病学分册［M］.北京:人民军医出版社,2008.

复习思考题答案要点与模拟试卷

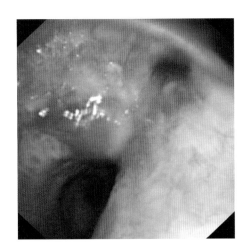

文末彩图 1　上叶管腔口可见新生物

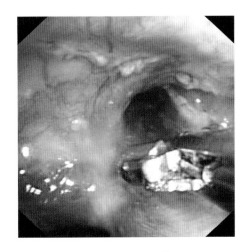

文末彩图 2　活检

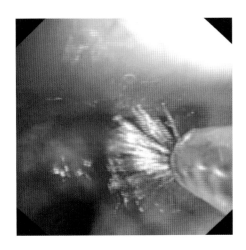

文末彩图 3　刷检